AF222480

Die Autorin

Grit Nusser, Sozialpädagogin, Heilpraktikerin und Tierheilpraktikerin gründete 1983 eine Schule zur Ausbildung zum Tierheilpraktiker (FAT) und ist Gründungsmitglied eines Berufsverbandes für Tierheilpraktiker (DGT).

Sie beschäftigte sich bereits sehr früh mit Kräutern und deren Anwendung in Küche und Medizin. Sie sammelte Kräuter für Tees oder setzte daraus Tinkturen und Öle an und bereitete Salben daraus zu. Den eigenen Hunden gab sie mit dem Futter regelmäßig frische oder getrocknete Kräuter zur Unterstützung der Gesundheit.

Ihre Erfahrungen mit der Anwendung von Kräutern bei Hunden hat sie in diesem Buch niedergeschrieben.

Weitere Titel der Autorin:
- „Wickel, Güsse, Wassertreten"
  (ISBN 9783732247141)
- „Ist alt werden gesund?" mit Petra Linder und Rita Menzenbach-Siemens (ISBN 9783839130148)
- „Gua Sha" mit Xiaoying Shang
  (ISBN 9783842312432)
- „Alternativmedizin für Pferde" mit Rita Menzenbach-Siemens (ISBN 9783844804089)
- „Ba Guan - Die Anwendung des Schröpfens in der Traditionellen Chinesischen Medizin (TCM)" mit Xiaoying Shang
  (ISBN 9783732249398)

Kräuter für den Hund

Ratschläge einer Tierheilpraktikerin

**2. Auflage
2013**

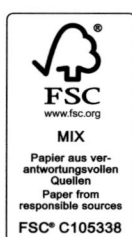

Danke, Mario, dass Du mich vor der Heimtücke des
Computers gerettet hast!

Danke, Harald, dass Du die Geduld nie verloren hast!

Bibliografische Information der Deutschen Nationalbibliothek
Die Deutsche Nationalbibliothek verzeichnet diese
Publikation in der Deutschen Nationalbibliografie;
detaillierte bibliografische Daten sind im Internet
über http://dnb.d-nb.de abrufbar.

Herstellung und Verlag: Books on Demand
GmbH, Norderstedt

ISBN 9783839123584

Inhaltsverzeichnis

Vorwort zur 2. Auflage

Ich möchte mich für Ihre Kritik und Ihre Anregungen bedanken. Ich habe versucht, in dieser neuen Auflage darauf einzugehen.

Die Wirkstoffe der Heilpflanzen greifen belebend und fördernd in die normalen Funktionen des Organismus ein und können zum Teil krankhafte Störungen dieser Funktionen positiv beeinflussen. Sie können oft die „Chemiekeule" ersetzen. Ihr Vorteil: Die Vielfalt an Inhaltsstoffen schon von Natur aus! Ebenso breit gefächert sind ihre Wirkungen. Es ist deshalb notwendig, die Arzneipflanzen mit ihren Eigenschaften und wirksamen Bestandteilen genau zu kennen.

Hatte man früher beinahe jeder Pflanze eine heilkräftige Wirkung zugeschrieben, so genügt es heute nicht mehr, dass man weiß, wogegen die Pflanze hilft, sondern auch **Warum.** Es wurden Prüfungskriterien entwickelt, um die Wirkung und den Wirkstoff der Pflanzen zu untersuchen und nachzuweisen. Die einzelnen Hauptwirkstoffe – Monosubstanzen – wurden gefunden und benannt. Es gibt jedoch Meinungsverschiedenheiten über Wirkungsnachweis und Wirksamkeitsnachweis. Bei Phytotherapeuten (die mit Heilkräutern behandeln) aber auch anderen Fachleuten sieht man die Wirksamkeit einer Pflanze nicht nur in der Monosubstanz, sondern in der Gesamtheit der Pflanze.

In den Kommissionen des Bundesgesundheitsamtes werden Pflanzen als Arzneimittel auf Grund dieser Monographien zugelassen. Dadurch gibt es zwar eine Fülle nachgewiesener pharmakologischer Wirkungen, aber der große Erfahrungsschatz aller Therapeuten wird nicht mit einbezogen. So kommt es, dass jahrhundertelange gute Erfahrungen mit einer Pflanze bei verschiedenen Erkrankungen nicht mehr berücksichtigt werden. **Schade.**

Auch die **moderne Medizin** verwendet und forscht mit Heilkräutern. Man untersucht die **Inhaltsstoffe** und ihre **Wirkungen**. Sie sind in der modernen Medizin unentbehrlich geworden. Fast jeder Arzt verwendet sie.

Als Beispiel soll hier die **Weide** (Salix fragilis...) dienen. Die Hauptinhaltsstoffe der Weidenrinde sind Salizylsäureverbindungen mit schmerzlindernder, schweißtreibender und entwässernder Wirkung. Als bekannteste Arznei gilt dafür das **Aspirin**. Seit man die reine Salicylsäure synthetisch herstellen kann, spielt die Weidenrinde allerdings keine so große Rolle mehr. Schade eigentlich, es gäbe noch viele Einsatzmöglichkeiten dafür.

Giftpflanzen, wie z.B. der **Fingerhut** und die **Tollkirsche,** haben ihren Schrecken verloren und sind zu wertvollen Heilmitteln geworden, die, berechenbar in ihrer Wirkung, eingesetzt werden.

Die pharmazeutische Industrie ist dazu übergegangen, ihren Drogenbedarf nur noch in wenigen Fällen mit freiwachsenden Pflanzen zu decken, und bezieht sie weitgehend aus **Heilpflanzenplantagen**. Es können nicht die benötigten Mengen an Pflanzen in freier Natur gesammelt werden; so stehen zahlreiche Pflanzen unter Naturschutz und der Wirkstoffgehalt bei wildwachsenden Pflanzen ist starken Schwankungen unterworfen.

Diese Heilpflanzenkulturen stehen ständig unter wissenschaftlicher Kontrolle, nur so gibt es eine Garantie für gleichbleibende Zusammensetzung und medizinischer Wirkung pflanzlicher Drogen, kurz Standardisierung genannt.

Je nach Wirkung und und möglichen Nebenwirkungen sind auch Arzneimittel pflanzlichen Ursprungs rezeptpflichtig, also nur vom Arzt/Tierarzt zu verschreiben oder eben frei verkäuflich.

Wie vor tausend Jahren können wir auch heute sagen: **Die Pflanze ist eines der wertvollsten Arzneimittel.**

Es ist in dieser zweiten Auflage ein Kapitel über giftige Pflanzen hinzu gekommen. Zusätzlich habe ich verschiedene neue Pflanzen für die Fütterung beschrieben. Bei den Vorschlägen für die Unterstützung einer Therapie bei verschiedenen Krankheiten habe ich einige neue Kräuterrezepte aufgenommen.

Grit Nusser

Vorwort

Dieses Buch ist keine Anleitung zur Selbstbehandlung von Krankheiten. Daher wurde auch auf eine zur Diagnose verleitende Beschreibung von Symptomen verzichtet.

Es sollte vielmehr eine Anregung sein, sich mit den Pflanzen und ihren Heilwirkungen auseinander zu setzen. Je gewissenhafter man sich mit den Heilkräften der Natur beschäftigt, desto eher wird man sich seiner Grenzen bewusst.

Auch wenn ich nicht behaupten will, dass Pflanzen allein alle Krankheiten zu heilen vermögen, so sind sie aber eine großartige Hilfe. Durch die rechtzeitige Anwendung von Heilpflanzen kann mancher Krankheit vorgebeugt, deren Verlauf günstig beeinflusst und der Heilungsprozess wesentlich unterstützt werden.

Was für uns Menschen gilt, trifft auch auf unsere Haustiere zu. Halten wir uns daher an unsere alten und bewährten Heilkräuter und seien wir ausdauernd in ihrer Anwendung; dann können wir uns des Erfolges sicher sein: nämlich die Förderung und Erhaltung der Gesundheit unseres vierbeinigen Freundes.

In vielen Fällen wird sogar eine bessere und nachhaltigere Wirkung mit unseren Heilkräutern zu erzielen sein als mit Pillen und Tropfen der Schulmedizin.

Es ist jedoch selbstverständlich, dass bei Krankheiten, über deren Ursachen und Behandlung nicht völlige Klarheit herrschen, die Hilfe eines Tierarztes oder Tierheilpraktikers in Anspruch genommen werden muss. Denken Sie daran, dass alle Beschwerden, die über längere Zeit andauern, einer genauen Untersuchung bedürfen.

Einleitung

Pflanzen wurden schon seit Alters her in allen Kulturen zur Behandlung von Krankheiten eingesetzt.

Wurden Krankheiten früher erfolgreich mit Großmutters Tee und Wickel behandelt, so schluckte man danach ohne Bedenken Pillen und Kapseln gegen jeden kleinen Schmerz und das geringste Unwohlsein. Es wird niemand behaupten wollen, dass die Medikamente der Schulmedizin an sich schädlich sind, aber durch immer neue Veröffentlichungen über gefährliche Medikamente und deren Nebenwirkungen kommt es häufiger zu Unsicherheiten und zu einem Umdenken: man wendet sich ab von der Symptom- und Lokaltherapie und besinnt sich wieder auf natürliche Verfahren.

Unsere Kräuter haben eine Heilwirkung, sind aber bei unsachgemäßen Gebrauch nicht immer harmlos. So kann eine Überdosierung zu bleibenden Schäden führen. **Paracelsus** (1493 – 1541) lehrte uns: „Alles ist Gift, und nichts ist Gift, allein die Dosis macht es, ob eine Sache Gift ist oder nicht."

Die Kräuterheilkunde und die früher oft verlachten und verspotteten „Kräuterweiblein" finden wieder Anerkennung. So hat die Erfahrung über die Heilwirkung von heimischen Pflanzen ihre wissenschaftliche Erklärung und Bestätigung gefunden. Forscher suchen in immer entlegeneren Teilen der Erde nach heilkräftigen Pflanzen, experimentieren mit Pflanzen aus dem tibetischen Hochland, aus dem brasilianischen Regenwald, aus der Wüste und den Ozeanen, um Inhaltsstoffe und deren Wirkung zu untersuchen.

Die Kräutermedizin hat eine lange Tradition. Heilpflanzen waren früher die wichtigsten Heilmittel, die zur Verfügung standen.

Der Sage nach soll **Shen-nung,** der „göttliche Ackersmann"(2838 – 2698 v.Chr.?) viele Arten von Heilkräutern gesammelt und in die Traditionelle chinesische Medizin eingebracht haben.

Im alten Ägypten ließen **Pharaonen** von Priestern die Wirkung verschiedenster Kräuter aufschreiben, die so der Nachwelt übermittelt wurden.

Karl der Große (742 – 814) veranlasste, dass in den Klostergärten Heilpflanzen angebaut wurden. Und so ist es kein Wunder, dass Mönche im Mittelalter ihre Erfahrungen in Kräuterbüchern aufgeschrieben und über Generationen ihr Wissen weitergegeben haben.

Hildegard von Bingen (1098 – 1179) gilt als Mitbegründerin der Kräutermedizin. So beschrieb sie als Erste, welche Heilkraft Kräuter und Gewürze haben. Ihre Rezepturen werden auch heute noch angewendet.

Der französische Arzt **Henri Leclerc** (1870 – 1955) prägte für die Kräuterheilkunde den Begriff **Phytotherapie.** Damit bezeichnete er die Wissenschaft, Krankheiten mit Pflanzen und pflanzlichen Zubereitungen zu behandeln.

Phytopharmaka sind Arzneien aus Pflanzen, die meist industriell hergestellt werden und strengen Qualitätskontrollen unterliegen. Verwendet werden die arzneilich wirksamen Pflanzenteile oder -extrakte in Form von Tees, Kapseln, Tabletten, Säften, Lösungen.

Tiere besitzen ein instinktives „Wissen", welches sie bei Krankheiten zu bestimmten Pflanzen hin treibt: Mäuse legen einen Vorrat von Pfefferminzwurzeln an, rote Ameisen pflanzen auf ihren Hügeln Thymian, auch Katzen lieben Thymian, verwundete Gemsen wälzen sich auf Almwegerich, Affen suchen bei Verdauungsstörungen bestimmte Blätter, Bären ebenfalls. Wissenschaftler stellten fest, dass kranke Weidetiere andere Pflanzen bevorzugen als gesunde.

Unsere Haustiere haben innerhalb der Zivilisation nicht mehr die Fähigkeit, in der Natur die für sie wichtigen Heil- oder auch Giftpflanzen zu erkennen und zu finden.

Neben der Anwendung als natürliches Heilmittel haben die Kräuter eine weitere wichtige Funktion: die Krankheitsvorbeugung. So können im Frühjahr und im Herbst „Blutreinigungs-" oder „Entschlackungskuren" gemacht und gelegentlich kräftigende oder die Abwehr stärkende Kräuter gegeben werden.

Nach **Sebastian Kneipp** bewirken Kräuteranwendungen
* das Auflösen von Fremdstoffen im Körper,deren Ausscheidung
* die Kräftigung des Organismus.

Greifen wir doch auf unsere Kräuter zurück, wenn wir kleinere Übel bekämpfen oder zusätzlich, vor allem bei chronischen Leiden, bei dem wir die eine oder andere Pflanze verwenden. In diesem Buch sind einige Ratschläge und Rezepte aufgeschrieben, die von mir und anderen Tierheilpraktikern erprobt wurden. Doch dort, wo ernsthafte Krankheiten zu behandeln sind, muss der Tierarzt oder Tierheilpraktiker konsultiert werden.

Wenn Sie mit Ihrem Hund leben, merken Sie genau, ob sich Ihr vierbeiniger Freund gut oder schlecht fühlt. Das Vertrauen und die Treue, die er Ihnen entgegenbringt, verpflichtet Sie zu Verantwortung und Wissen um Hilfe.

Das Sammeln der Kräuter

Vielleicht macht es Ihnen Freude, selbst einmal Heilkräuter zu sammeln? Wie man daraus Tees, Salben, Öle und Tinkturen herstellt, erfahren Sie in diesem Buch. Sie werden erstaunt sein, wie einfach das ist.

Pflanzen wie Johanniskraut, Beinwell, Kamille oder Zinnkraut finden Sie bestimmt schon in der Nähe ihrer Wohnung (wenn es nicht gerade die Großstadt ist). Denken Sie nur einmal an die Brennnessel: sie wächst eigentlich überall und ist viel zu schade zum Ausreißen. Blätter, Blüten und Wurzeln dienen der Gesundheit von Mensch und Tier und ausgerechnet das brennende Gift der Nesseln macht den großen Wert der Pflanze aus.

Verglichen mit den makellosen Salaten und Gemüsen aus den Treibhäusern aller Herren Länder ist die verachtete Brennnessel geradezu eine Wunderpflanze. Man fragt sich mit Recht, wieso das Wissen um die guten Eigenschaften dieser und vieler anderen Pflanzen in dem Maß verloren gehen konnte, wie es tatsächlich der Fall ist.

Gott sei Dank gibt es trotz Missbrauch von Kunstdünger und Pestiziden in Landwirtschaft und Gärten immer noch genügend Kräuter; meistens ist es das sogenannte Unkraut, derer wir uns zum Segen von Mensch und Tier bedienen können. Je mehr Sie wissen, desto mehr werden Sie auf Ihren Spaziergängen sehen und entdecken. Und Spaziergänge werden Sie mit Ihrem Hund doch machen?

Ich möchte jedoch darauf aufmerksam machen, dass es Gesetze betreffs Pflanzenschutz gibt: So ist das Ausgraben, Ausreißen und Sammeln einer Anzahl wildwachsender Pflanzen und ihren Wurzeln verboten.

Es gibt Regeln, die Sie beachten sollten:

- Sammeln Sie nur Pflanzen, die Sie kennen!

- Sammeln Sie nur einwandfreie Pflanzen ohne Schimmel- oder Wurmbefall!

- Sammeln Sie nicht neben dicht befahrenen Straßen, frisch gedüngten, verunreinigten oder mit Kunstdünger, Pestiziden oder Insektiziden behandelten Wiesen und Feldern!

- Auf fremden Grundstücken, in Naturschutzgebieten oder öffentlichen Parks ist Sammeln meist verboten.

- Sammeln Sie an sonnigen Tagen, wenn der Tau verschwunden ist! Sammeln Sie nicht nach einem Regen!

- Sammeln Sie keine Pflanzen oder Pflanzen-teile, die unter Naturschutz stehen und nicht gesammelt werden dürfen! Das ist strafbar!

- Sammeln Sie nur die für Heilzwecke notwendigen Pflanzenteile, zerstören Sie nicht die ganze Pflanze! Achten Sie darauf, dass noch genügend gesunde und kräftige Pflanzen übrig bleiben, damit sie sich weiter vermehren können!

- Nehmen Sie für jede Pflanzenart eine eigene Papiertüte, zerdrücken Sie die Pflanzen nicht!

Sie können aber auch heilkräftige Pflanzen und Gemüse in Ihrem Garten, einige sogar auf dem Balkon anbauen. So haben Sie immer frische Kräuter, die Sie unter das Futter mischen können. Die meisten Pflanzen, die wir als Gewürze nutzen, sind auch Heilpflanzen. So wird das Futter nicht nur schmackhafter, sondern fördert die Gesundheit Ihres Hundes.

Was wird gesammelt?

- **Sammeln von Wurzeln und Wurzelstöcken:**
  Sie werden zeitig im Frühjahr oder im Herbst mit einem Spaten ausgegraben, allerdings nur dort, wo genügend Pflanzen sind und der Bestand dadurch nicht gefährdet ist. Schnittstücke mit Triebknospen wieder einpflanzen.
  Die Wurzeln werden von der Erde gereinigt, ev. gewaschen und auf einer Schnur aufgefädelt hängend getrocknet. Wenn Sie die Wurzeln verwenden, so sollen sie in 1 cm dicke Stücke geschnitten werden.

- **Sammeln von Kräutern und Blättern:**
  Sie werden meist zu Beginn oder während der Blüte bei trockenem Wetter gesammelt.
  Sammeln Sie nur gesunde Pflanzen, also keine fleckigen, missfarbenen, von Schnecken, Insektenlarven, Blattläusen, Schimmel oder Pilzen befallenen Pflanzenteile.
  Zum Trocknen breiten Sie sie in dünner Lage an einem schattigen, luftigen Ort aus, damit eine schnelle Trocknung erfolgt. Je kürzer die Trocknungszeit ist, desto besser die Qualität.

- **Sammeln von Blüten**
  Sie werden an sonnigen Tagen um die Mittagszeit ohne Stängel gepflückt, je nach Pflanze entweder Knospen, halb oder ganz geöffnete Blüten. Einzelblüten wie Malve oder Königskerze müssen besonders vorsichtig mit der Hand genommen werden.

Zum Trocknen die Blüten auf Papier oder einem Leinentuch an einem luftigen und schattigen Ort ausbreiten.

- **Sammeln von Früchten, Beeren und Samen**
Sie werden unmittelbar vor der Reife geerntet und entweder werden die Stängel gebüschelt Trocknen aufgehängt oder sie werden von den Stängeln abgelöst und auf einen Trockenrahmen gelegt.

Erscheint Ihnen das Sammeln, Trocknen und Zubereiten der Kräuter zu mühsam, können Sie die Kräuter, einzelne Kräuterteile, Zubereitungen oder phytotherapeutische Arzneien über Apotheken oder Reformhäuser beziehen.

Immer wieder hört man von gefälschten oder verunreinigten Arzneimitteln, die über das Internet von unseriösen Händlern angeboten werden. Vorsicht deswegen!

Wenn Sie sich aber mit den in diesem Buch vorgestellten Rezepten vertraut machen wollen, wünsche ich Ihnen viel Spaß in der
„Hexenküche"!

Für den Hund giftige Pflanzen

Dr. med. **Karl Kahnt** forderte in seinem Buch „Die Phytotherapie, eine Methode innerlicher Krankheitsbehandlung mit giftfreien pflanzlichen Heilmitteln nach den Grundsätzen des Naturheilverfahrens", 5. Auflage, erschienen 1911 in Berlin:
„Als entscheidendes Merkmal müssen wir von einer Heilpflanze verlangen, dass sie ungiftig sei, d.h. dass sie in der üblichen Sättigungsform des Teeaufgusses oder der Abkochung (1 – 2 EL auf ½ Liter Wasser) keine schädigenden Wirkungen ausübe.

Aus diesem Gesichtspunkte sind für uns die bekannten Giftpflanzen, z.B. Digitalis, Belladonna, Nux vomica, Hyoscyamus, Convallaria usw. ausgeschlossen."

Ich möchte jedoch die wichtige Erkenntnis von **Paracelsus** (1493 – 1541) voran stellen: „Alles ist Gift, und nichts ist Gift, allein die Dosis macht es, ob eine Sache Gift ist oder nicht." Deshalb kommt es oft auf die Menge bei der Fütterung oder weiteren Anwendungen an.

Für homöopathische Zubereitungen gilt nicht diese Aufzählung.

In der Regel sollten folgende Pflanzen nicht **verfüttert** werden.

- **Ackerschachtelhalm = Zinnkraut** (Equisetum arvense): die gesamte Pflanze ist giftig und kann zu Muskelzittern, Lähmungen, Pupillenerweiterung und Taumeln führen, darf also nicht verfüttert werden!

Allerdings gilt hier nur eine Dosierung von mehr als 1-2g Trockenkraut/10kg Körpergewicht (KG) und 50 ml Tee/10 kg KG als giftig.

- **Arnika** (Arnica montana): die gesamte Pflanze ist giftig und führt zu Magen-Darmbeschwerden. Äußerliche Anwendungen oder spezielle Zubereitungen sind kein Problem.

- **Avocado:** giftig ist die gesamte Frucht. Vergiftungen verlaufen mit Schädigung des Herzmuskels, Atemnot und Husten in der Regel tödlich.

- **Bohnen** (Phaseolus vulgaris): giftig sind rohe Bohnen. Symptome sind starkes Erbrechen, Durchfall, Magen-Darmentzündungen, Krämpfe, Hautentzündung.

- **Buchweizen** (Fagopyrum esculentum) kann zu Entzündungen der ungeschützten Haut führen.

- **Holunder** (Sambucus nigra): rohe Früchte, Blätter oder die Rinde können zu Erbrechen und Durchfällen führen.

- **Knoblauch** (Allium sativum): Vorsicht vor einer Überdosierung (mehr als 5g pro kg/KG)

- **Johanniskraut** (Hypericum perforatum) Hellhäutige Hunde dürfen nicht nach dem Fressen von Johanniskraut, nach einem Johanniskrauttee oder nach Auftragen von Johanniskrautöl oder -tinktur in die Sonne gehen, da es zu Hautentzündungen, besonders im Bereich Maul und Nase führen kann.

- **Nüsse** belasten bei regelmäßiger Fütterung durch den hohen Phosphorgehalt die Nieren. Vorsicht vor Schimmelpilzen bei feuchten Walnüssen!

- **Obstkerne:** zerbissene oder zerkleinerte Kerne von Kirschen, Pflaumen, Aprikosen, Pfirsichen,... können zu Erbrechen, Durchfall, Speicheln und Atemnot führen. Auslöser ist Blausäure, die in den Kernen enthalten ist.

- **Rainfarn** (tanacetum vulgare): die ganze Pflanze ist giftig. Gelegentlich wird Rainfarn zur Behandlung bei Darmparasiten empfohlen. Da gibt es aber ungefährlichere Mittel!

- **Rosskastanie** (Aesculus hippocastanum): besonders unreife Kastanien und grüne Samen-schalen können zu Unruhe, Erbrechen, Durchfall und Koliken führen.

- **Sauerklee** (Oxalis acetosella): gegen ein Blättchen ab und zu ist nichts einzuwenden, aber es muss nicht sein.

- **Teebaumöl = Melaleukaöl:** ätherische Öle lösen nicht sofort Vergiftungserscheinungen aus, können aber langfristig leichte bis schwere allergische Re-

aktionen auslösen. Entscheidend ist hier die Dosis! Da Teebaumöl auch über die Haut aufgenommen wird, sollte das Aromaöl mit Öl, Wasser oder Shampoo verdünnt werden.
Eine innerlichen Gabe möchte ich nicht empfehlen.

- **Tomaten** (Solanum lycopersicum): alle grünen Pflanzenteile enthalten Solanin und sind giftig. Vergiftungszeichen sind Erbrechen und Durchfall, sowie Reizungen der Schleimhäute.

- **Wacholder** (Juniperus communis): die ganze Pflanze ist giftig und kann Erbrechen, Durchfall Zittern und Muskelkrämpfe hervorrufen.

- **Waldmeister** (Galium odoratum) kann durch seinen Gehalt an Cumarin zu Benommenheit und bei längerem Verzehr auch zu Leberschädigungen führen.

- **Weinraute** (Ruta graveolens): die gesamte Pflanze ist giftig und kann Hautreizungen, Magen-Darm-Reizungen, Ohnmacht, Schläfrigkeit und Pulsschwäche auslösen.

- **Weintrauben und Rosinen** sind für Hunde giftig! (animal / Marburg, 1.12.04)
Unabhängig voneinander warnen jetzt das amerikanische *Animal Poisons Control Center* (ASPCA) und das britische Institut *Veterinary Poisons Information* vor Weintrauben.

Symptome sind Magenkrämpfe, Erbrechen und Durchfall; in seltenen Fällen auch Nierenversagen. Vermutlich sind Rosinen giftiger, da die toxischen Stoffe konzentrierter vorhanden sind.

Die Dosis, die den Weintraubengenuss zum Gift für den Hund macht, ist noch nicht bekannt. Die amerikanischen Forscher schätzen, dass umgerechnet 11,6 Gramm (g) Trauben pro Kilogramm (kg) Körpergewicht des Hundes zu Vergiftungserscheinungen führen können (also bei einem 20 kg schweren Hund rund 232 g Trauben).

Hier gibt es aber auch gegenteilige Meinungen: Es wird darauf hingewiesen, dass bei allen Hunden, die gestorben sind, allergische Reaktionen auf Trauben, bzw. Rosinen die Ursache sind.

Ich stelle es Ihnen anheim, was Sie tun wollen, aber ich empfehle keine Fütterung von Trauben und Rosinen.

Quelle: Deutsches Grünes Kreuz e.V.

- **Zwiebel** (Allium cepa): eine rohe oder gekochte Zwiebel enthält Alliin, eine Schwefelverbindung, die die roten Blutkörperchen zerstört und tödlich sein kann (ab 5-10 g pro kg KG, also bereits eine mittelgroße Zwiebel bei einem kleinen Hund).

Wichtige Inhaltsstoffe bei Pflanzen

Heilpflanzen unterstützen und regen die natürlichen Funktionen des Körpers an. Sie führen ihm viele **mineralische** Stoffe wie Natrium, Kalium, Eisen, Magnesium und **Vitamine** zu, die in der normalen Nahrung nicht oder nur in unzureichender Menge vorhanden sind. Sie beeinflussen den Geschmack der Pflanzen und haben anregende oder reizende Wirkung.

Von großer Bedeutung für die Zusammensetzung der Inhaltsstoffe sind Bodenbeschaffenheit, Klima, Standort, Erntezeit, der augenblickliche Wachstumszustand, Trocknung und Aufbewahrung.

In allen Heilpflanzen kommen kommen mehrere Wirkstoffe vor, die unterschiedlichen Gruppen angehören. So haben Wissenschaftler einzelne Inhaltsstoffe isoliert und angewendet, aber festgestellt, dass die Wirkung der gesamten Pflanze schonender und umfassender ist.

Dies wird auch berücksichtigt, wenn zusammengesetzte Kräuterarzneien hergestellt werden. Der Organismus benötigt Mineralstoffe. Eine vermehrte Zufuhr kann in Krankheitsfällen beleben, kräftigen und ausgleichen.

Mineralstoffe

Mineralstoffe kann der Körper normalerweise nicht verarbeiten. Erst über die Umwandlung durch Pflanzen können sie vom Körper aufgenommen und verarbeitet werden. Sie sind in den Pflanzen reichlich vorhanden und kommen in jedem Organismus vor. Sie sind wichtige Grundstoffe und für das Leben notwendig. Sie sind wichtig für den Wasserhaushalt. Im Allgemeinen beeinflussen sie den Geschmack und wirken anregend, aufbauend oder milde reizend.

Die **Ausscheidung** krankmachender Stoffwechselprodukte wird beschleunigt. Über Niere, Darm, Lungen- und Hautatmung werden schädliche Abbauprodukte ausgeschieden. Kommt es dabei zu Störungen, kann es zu Erkrankungen kommen. Mit geeigneten Pflanzen kann man vorbeugen.

Manche Pflanzen wirken auf bestimmte Drüsen und regen so die **innere Sekretion** an.

Zu den **lebenswichtigen Mineralstoffen** zählen Calcium, Magnesium, Natrium, Kalium, Chlor, Phosphor und Schwefel. Sie werden auch als Elektrolyte bezeichnet..

- So haben **kalkreiche** Pflanzen (Calcium=Ca) eine festigende und heilende Wirkung und unterstützen den Aufbau von Knochen und Zähnen. Sie werden im Volksmund auch „Knochensalze" genannt.

  Ca findet sich u.a. in Walnussblättern, Birken- oder

Eichenrinde, Weidenblättern und -rinde, Sauerampfer, Fenchel, Leinkraut, Kamille, Hirtentäschel,
Huflattich, Hauhechel, große Brennnessel, Löwenzahn, Zinnkraut, Schafgarbe, Heidelbeerblättern,
in Gemüsen wie Karotten, Kartoffeln, Linsen,
Zwiebel, Spinat, Lauch, im Getreide, in Erdbeeren,
Trauben, Nüssen,...

- **Phosphat** (P=Phosphor) ist mit Ca wichtig für den
  Aufbau der Knochen, aber auch zur Bildung von
  Blut- und Nervenzellen. P wird empfohlen bei
  chronischen Nierenleiden, bei Wachstumsstörun-
  gen und Nervenkrankheiten.

  P kommt u.a. vor in gekeimten Weizen, in Hafer,
  Gerste, Mais, in Hülsenfrüchten, Zwiebeln, Kohl,
  Spinat, Beeren, sowie Kalmus, Kümmel, Ginster,
  Vogelmiere, Ringelblume,..

- **Eisenhaltige** (Fe=Ferrum) Pflanzen unterstützen
  die Blutbildung, besonders der roten Blutkörperchen und deren Farbstoff (Hämoglobin) und helfen
  bei „schlechter Blutbeschaffenheit", Wachstums-
  störungen und allgemeinen Schwächezuständen.

  Wir finden Fe in Erdbeeren, Himbeeren, Äpfel und
  Pfirsichen, Birnen, Aprikosen, Pflaumen, Kir-
  schen, Getreide wie Weizen, besonders Weizen-
  keimen, Hafer, Roggen, Gerste und Reis, Mais,
  Kresse, Linsen, Zwiebel, Erbsen, Kastanien, in
  Hirtentäschel, Leinkraut, große Brennnessel, Hau-
  hechel, Kamille, Primel oder Weinrebe.
  Fe zählt zu den Spurenelementen.

- **Magnesium** (Mg) ist wichtig für den Aufbau des Skelettes und beteiligt bei der Erneuerung von Nervenfasern. Es fördert die Peristaltik des Darmes.

  Bei einem Magnesiummangel, besonders bei Jungtieren, beobachtet man einen Wachstumsstillstand, die Nährstoffverwertung nimmt ab und im Skelett wird zu viel Ca eingelagert und führt zu Brüchigkeit der Knochen.

  Mg hilft bei Nervenbeschwerden und Muskelkrämpfen.

  Mg kommt u.a. vor in Kirschen, Aprikosen, Pfirsichen, Spinat, Hafer, Weizen, Gerste, Vollreis, Karotten, Zuckerrüben, Mädesüß, Hauhechel, Eichenblätter, Ginster, Weidenrinde, Leinkraut, Walnussblätter, Primel, Königskerze, Fenchel, Hirtentäschel, Schafgarbe,...

- **Kaliumreiche** (Ka) Kräuter sind u.a. Eiche, Walnussblätter, Weidenblätter, Löwenzahn, Kamille, Brennnessel, Schafgarbe, Borretsch, Vogelmiere, Primel, Wegwarte, Spitzwegerich, Kalmus, Sauerampfer, Huflattich, Königskerze, Hirtentäschel, Weinrebe und Weizenkeime, alle stärkereichen Pflanzen und Pflanzenteile, Pilze, Hülsenfrüchte,...

  Ka wirkt harntreibend und kräftigt Muskeln und Drüsen; ist wichtig für den Flüssigkeitshaushalt und greift in den Fett- und Kohlehydratstoffwechsel ein. Ein hoher Kaliumwert im Blut kann eine negative Wirkung auf das Herz und die Nieren haben. Kaliummangel kann zu schweren Störungen der Muskelfunktion führen.

- **Natriumhaltige** (Na) Pflanzen helfen wirksam schlechter Blutbeschaffenheit, da mit einem Eisenmangel auch meist ein zu geringer Natriumgehalt verbunden ist; bei der Verdauung, bei zu viel Harnsäure im Blut, bei Blasensteinen usw.

  Na kommt natürlich vor z.B. in Fenchel, im Weizen, Hafer, Gerste, Kohl, Erbsen, Linsen, Karotten, Zwiebeln, Äpfel, Erdbeeren, im Hirtentäschel, Löwenzahn, Kamille, Heidelbeeren, Wegwarte, Fenchel, Löffelkraut, Weidenrinde, Weißklee, Huflattich,...

- **Chlor** (Cl) unterstützt die Bildung von Knochen, Zähnen und Sehnen.
  Cl finden wir in der Walnuss, Haselnuss, Getreide,...
  Die Verbindung von Natrium und Chlor ergibt Natriumchlorid (NaCl) = **Kochsalz.**

- **Schwefel** (S) ist wie Ca und P unentbehrlich beim Knochenaufbau, wirkt blutreinigend und desinfizierend und unterstützt die Behandlung von Darminfektionen, Hautkrankheiten und Bronchialleiden.
  Wir finden S in Kohl, Knoblauch, Rettich, Mais, Reis, Weizen, in Gerste, Kresse, Gurken, Kartoffeln, Haselnuss, Erdbeeren, Orangen, Aprikosen, Birnen, Bärlauch,...

Anthrachinon

ist ein natürlich abführender Pflanzenstoff, der auf den Darm wirkt und Verstopfung lindert.
Es kommt vor z.B. im chinesischen Rhabarber, oder in Sennesblättern,...

Ätherische Öle

werden aus aromatischen Pflanzenteilen gewonnen. Sie sind in allen Pflanzen, die einen typischen Geruch haben wie Liebstöckel, Sellerie, Knoblauch, Senf, Baldrian, Lavendel, Pfefferminze, Kümmel, Anis usw. enthalten. Sie haben eine anregende Wirkung auf das Nerven- und Gefäßsystem, unterstützen die Abwehr gegen Bakterien, Parasiten und Würmer, und wirken desinfizierend, entzündungswidrig und heilend und unterstützen die Ausscheidungen. Sie helfen bei Magen-Darmstörungen (Pfefferminze, Fenchel, Anis...) Sie werden über Haut und Schleimhäute sowie über die Atemwege aufgenommen. und verursachen je nach Dauer und Menge der Einwirkung lokal Röte, Wärme, aber auch Schmerzen und Blasen und können u.U. Allergien auslösen.

Säuren

sind in vielen Pflanzen enthalten, z.B. Apfelsäure, Zitronensäure, Salizylsäure, Oxalsäure usw. Ihre Wirkung ist sehr unterschiedlich, einige haben Vitamincharakter, wie Ascorbinsäure = Vitamin C. Sie beeinflussen die Zelltätigkeit, beschleunigen die Verdauung und regen die Ausscheidung von Harn an. Die reinen Säuren können nicht verwendet werden, da sie z.T. giftig sind.

- **Kieselsäure** hat eine ausschwemmende, blutreinigende und gewebsfestigende Wirkung. Kieselsäurehaltige Pflanzen wie z.B. Schachtelhalm, Vogelnöterich, Lungenkraut, Hohlzahn und Quecke werden bei der Behandlung von Wunden und Geschwüren, bei entzündlichen Veränderungen der Schleimhäute, bei Schäden an Haut, Fell und Krallen eingesetzt.

- **Gerbsäure** ist wichtig für die Behandlung von Durchfällen. Sie bewirkt ein Zusammenziehen der Gefäße, ist blutstillend und wirkt kräftigend auf die Gewebe. Aufgrund ihrer fäulnis- und gärungshemmenden Eigenschaften bindet sie tierische und pflanzliche Gifte im Körper.

Aber hüten Sie sich davor, bei kurzdauernden, verstärkten Ausscheidungen über den Darm sofort mit einer Abkochung von Eichenrinde oder Tormentillwurzel zu behandeln. Gelegentlicher kurzfristiger Durchfall kann als Selbsthilfe des Körpers angesehen werden!

Bei frischen und eiternden Wunden werden zur äußeren Anwendung (Bäder, Waschungen, Packungen) gerbsäurehaltige Heilpflanzen wie Eichenrinde, Odermennig, Walnussblätter, Birke, Frauenmantel, Huflattich, Gänsefingerkraut, Johanniskraut oder Zaubernuss (Hamamelis) empfohlen.

Bitterstoffe

sind seit alters her in der Kräuterheilkunde beliebt und wurden zur Kräftigung des Magens und der Leber benutzt. Sie fördern die Absonderung von Verdauungssäften und der Galleflüssigkeit, regen die Verdauung an (vorausgesetzt, sie werden eine halbe bis eine Stunde vor der Nahrungsaufnahme in nicht zu hoher Dosierung gegeben) und hemmen die Gärung in Magen und Darm. Sie haben eine blutreinigende Wirkung, indem sie die Ausscheidung der Verdauungsorgane vermehren.

Typisch ist dafür Enzian oder Tausendgüldenkraut, aber auch Löwenzahn, Wegwarte, Andorn, Benediktenkraut, Ehrenpreis, Wermut und Meisterwurz.

Schleimstoffe

sind hilfreich bei Schleimhauterkrankungen im Atmungs- und Verdauungssystem. Sie quellen im Wasser stark auf und bilden einen schützenden Schleim vor mechanischen und chemischen Reizen.

- Schleimhaltige Pflanzen wie **Bockshornklee** werden bei der Behandlung von Wunden und Entzündungen äußerlich zum Schutz eingesetzt. Dadurch wird die Schmerzempfindlichkeit herabgesetzt.

- **Leinsamen** gibt man innerlich bei Schleimhautentzündungen im Magen- Darmkanal, bei Übersäuerung und leichteren Vergiftungen. Er wirkt leicht abführend, weil er im Darm Wasser zurückhält und aufquillt.

- Nur wenn der Husten durch Reizzustände im Rachen und am Kehldeckel ausgelöst wird, wirken Malve, Lungenkraut, Eibisch, Huflattich, Quitte oder Isländisches Moos hustenstillend.

Fette, Öle, Wachse

dienen als Schutz- und Deckmittel bei Entzündungen und Wunden. Man verwendet sie zur Herstellung von Salben, Emulsionen, Pasten...Verwechseln Sie sie nicht mit ätherischen Ölen! Ähnlich wie Schleimdrogen wirken sie in größeren Mengen als Abführmittel. Wir kennen hier Olive, Raps, Rizinus, Bärlapp.

Alkaloide

sind sehr wirksam, aber in den meisten Fällen giftig. Deshalb muss die Anwendung Fachleuten überlassen werden. So wirken beispielsweise das Morphin des Schlafmohns, das Atropin der Tollkirsche, das Aconitum des Eisenhuts und das Colchicin der Herbstzeitlose schmerzstillend, betäubend und beruhigend; Kaffee, Tee, Mate, Kolanuss und Nikotin aufputschend und belebend; Lobelie und Meerträubel entkrampfend auf die Bronchien und Besenginster regulierend auf das Herz.

Glykoside

wie z.B. im Fingerhut, Maiglöckchen oder Adonisröschen beeinflussen die Herztätigkeit (und gehören in die Hand

eines Fachmannes!); Linde und Holunder sind schweißtreibend; Rhabarber und Faulbaumrinde wirken abführend; Ginkgoblätter regen die Durchblutung an und Cimi-
cifuga fördert die Drüsentätigkeit.

Saponine

sind im Wasser löslich und schäumen wie Seife (=lat.Sa-
ponin). Ihr Geschmack ist bitter und kratzend.

Sie reizen die Schleimhäute, regen die Drüsentätigkeit im
Verdauungsapparat und in den Bronchien an und haben
eine günstige Wirkung auf den Stoffwechsel. Bei festsitzendem Husten oder zähem Schleim in den Bronchien
helfen z.B. Schlüsselblume, Seifenkraut, Efeu, Hauhechel oder Königskerze.

Manche Saponine, z.B. in Goldrute, Quecke, Bruchkraut,
Stiefmütterchen haben eine wassertreibende Wirkung,
schwemmen Ödeme aus und helfen bei rheumatischen
Beschwerden. Sie beeinflussen die Aufnahme anderer
Wirkstoffe und sind deshalb in vielen Teezubereitungen
enthalten.

Farbstoffe

haben vielfältige Funktionen im Organismus, wie z.B. die
Verbesserung der Zellatmung.
  • **Chlorophyll**, das grüne Pigment der Pflanzen,
    verwandelt Lichtenergie in chemische Energie,

bindet Sauerstoff im Körper wie z.B. Brennnessel, Spinat, eigentlich alle grünen Pflanzen. Chlorophyl hat eine desodorierende Wirkung und wird versuchsweise bei läufigen Hündinnen eingesetzt.

- **Karotine und Karotinoide** kommen in roten und gelben Pflanzenfarben vor. Einige Karotinoide tönen Haut und Schleimhaut bräunlich, werden in Vitamin A umgewandelt und spielen bei der Tierernährung eine große Rolle. Sie sind enthalten z.B. in Tomaten, roten und gelben Paprika, Hagebuttenfrüchten, Möhren, Ringelblumen- und Arnikablüten, Ebereschenfrüchten, Safran.

- **Flavone** wirken krampflösend auf den Verdauungstrakt, haben eine Wirkung auf Herz- und Kreislauf, verstärken die Wasserausscheidung und sind gefäßabdichtend. Flavone finden wir in gelben Blüten und in Kernholzfarbstoffen,u.a. im Johanniskraut, in den Blüten der Sonnenblumen, im Sanddorn, in Schlehenblüten, der Wein- und Gartenraute, der Kamille, der Gelbwurzel und vielen anderen...

- **Anthocyane** sind rötlich-violett-bläuliche Pflanzenfarben, die gefäßwirksam sind und die Sauerstoffaufnahme fördern. Rote Bete, Holunderfrüchte, Lungenkraut, Malvenblüten, Eisenhut, Preiselbeeren, Brombeeren sind nur einige Beispiele.

Vitamine

üben eine vielfältige Funktion aus. Sie wirken in kleinen, zum Teil kleinsten Mengen und sind doch für viele Stoffwechselvorgänge, für Wachstum und Fortpflanzung unentbehrlich. Sie können meist nicht im Körper selbst hergestellt werden, sondern müssen vielmehr über die Nahrung aufgenommen werden. Als Quelle dienen Pflanzen, die eine Vorstufe der Vitamine (Provitamine) enthalten. Im menschlichen und tieri-schen Organismus werden sie durch chemische Vorgänge in das eigentliche Vitamin überführt.

Ein Mangel an Vitaminen führt zu typischen Mangel-krankheiten und beruht meist auf ein Missverhältnis der Nahrungszusammenstellung, während ein Zuviel von fettlöslichen Vitaminen (A D E K) im Fettgewebe gespei-chert werden und ebenfalls zu Krankheiten führt. Die passiert jedoch hauptsächlich bei falscher Dosierung der Vitaminpräparate.

Fettlösliche Vitamine

- **Vitamin A:** fördert die Sehkraft, stärkt das Immunsystem, ist beteiligt beim Aufbau und Erhalt von Haut und Schleimhäuten, Schützt vor Umweltgiften und ist beteiligt an der Bildung von Sexualhormonen (Fortpflanzung).
  Wir finden es als Pro-Vitamin A = Beta-Carotin in allen grünen Pflanzen, in allen gelben Gemüsen, Linsen, Karotten, Kartoffeln, Zwiebeln, Knoblauch,

Getreiden und Früchten, Brunnenkresse, Johanniskraut, Brombeeren .
Die Aufnahme von Vitamin-A-haltigen Pflanzen
wird erleichtert, in dem Sie das Gemüse zerkleinern und mit etwas Öl vermischen. Karotten
sollten gekocht und zerkleinert werden, sonst wird
Beta-Carotin nicht aufgenommen.

- **Vitamin D** wird auch als Sonnenvitamin
  bezeichnet, da Sonnenbestrahlung in der Haut
  das Vitamin D erzeugt. Es fördert die Aufnahme
  von Ca und P aus dem Magen-Darm-Trakt und die
  Verteilung im Körper. Vorsicht vor Vitamin-D-
  Präparaten, da ein Mangel sehr selten ist. Bei
  einem ausgeprägten Mangel sollten Sie den Darm
  untersuchen lassen, da häufig eine Nahrungs-
  mittelallergie die Ursache sein kann.
  Zu finden Ist das Pro-Vitamin-A in allen an der
  Sonne gereiften, frisch gepflückten und sofort roh
  verzehrten Pflanzen

- **Vitamin E** ist ein Sammelbegriff für unterschiedliche Tocopherole. Sie schützen Fettsäuren,
  Vitamin A und rote Blutkörperchen vor schädlichen
  Stoffwechselprodukten und schützen vor Umwelt-
  schäden.
  Vitamin E liefern Getreidekeimlinge, Getreidekeim-
  öle (besonders Weizenkeim, Maiskeim- und Sonnenblumenöl) grüne Pflanzen, Brunnenkresse

- **Vitamin K:** wird ebenfalls im Hundekörper selbst
  hergestellt und ist für die Blutgerinnung und

Skelettentwicklung wichtig..
Es findet sich in Getreiden, in allen grünen Blattgemüsen (vor allem in Spinat und Kohl), Hülsenfrüchte, Tomaten, Orangen, Raps- und Sojaöl.

Wasserlösliche Vitamine

*   **Vitamin B 1:** "Nervenvitamin", enthalten in der äußeren Hülle des Weizen- und Reiskorns, in Hülsenfrüchten, Nüssen, Brunnenkresse, Kartoffeln.

*   **Vitamin B 2** (Riboflavin): wirkt vorbeugend bei Blutarmut, Haut- und Hornhautkrankheiten; in allen Pflanzen, vor allem in Blättern, Früchten, Getreidekörnern, Hefe, in Datteln

*   **Folsäure:** Milch, Leber, in grünen Blättern, Weizenkeime

*   **Vitamin B 5:** Soja, Getreidekleie, roher Kohl

*   **Vitamin B 6:** alle grünen Pflanzen, Nüssen

*   **Vitamin B 12:** reguliert den Salzhaushalt, fördert die Wundheilung, wichtig für die Blutbildung, Stärkung des Immunsystems.
    Vorkommen in Weizenkeimen, Vollkornreis, gekeimter Gerste, in allen frischen Pflanzen

- **Vitamin PP:** Mangel kommt bei ausgewogener Fütterung kaum vor.
Zu finden in Weizenkeimen, frischem Gemüse, Früchten.

- **Vitamin C:** Dieses Vitamin kann vom Hundeorganismus selbst hergestellt werden.
Zitrone, Orange, Mandarine, Tomate, Paprikaschote, verschiedene Kohlsorten, Kerbel, Kresse, alle grünen Salate, und alle Gewürzflanzen, Zwiebeln, Hagebutten, Tannenspitzen, Brombeeren, Heidelbeeren, Preiselbeeren, Brennnessel, Birkenblätter, Scharbockskraut sind Lieferanten von Vitamin C.

Die Wirkung von Heilkräutern

Heilpflanzen haben Hauptwirkungen, die zwar nicht für bestimmte Krankheiten, sondern zu einzelnen Organen eine ausgesprochene Affinität haben. Natürlich sind die Wirkungen von verschiedenen Pflanzen, die auf ein bestimmtes Organ wirken, nicht identisch, aber sie können im Zusammenspiel mit den anderen vielseitig auf das Organ wirken. Selbstverständlich gibt es noch weitere Pflanzen, die unter diese Rubriken fallen.

1. **Pflanzen, die den Stoffwechsel allgemein steigern:** Schafgarbe, Wermut, Löffelkraut, Tausendgüldenkraut, Erdbeerblätter, Walnussblätter, Kamillenblüten, Brombeere, wildes Stiefmütterchen

2. **Pflanzen, die stärker auf den Stoffwechsel einwirken und die Tätigkeit der Lymphdrüsen, Leber- und Bauchspeicheldrüse unterstützen:** Bärentraube, Hirtentäschelkraut, Schachtelhalm, Fieberkleeblätter, Weidenrinde, Weidenblätter, Spierstaude, Huflattichblätter, Brennnessel, Heidelbeere

3. **Pflanzen, die besonders auf den Stoffwechsel der Nerven einwirken:** Engelwurz, Arnika, Hirtentäschelkraut, Melissenblätter, Pfefferminze, Quendel

4. **Auf die Haut wirkende Pflanzen:** Blätter und grüne Schalen der Walnüsse, Hauhechelwurzel, Salbei, Stiefmütterchen

5. **Auf die Nieren wirkende Pflanzen:** Bärentraubenblätter, Liebstöckelwurzeln, Hauhechelwurzeln, Petersilienwurzeln und -samen, Eichenrinde

6. **Pflanzen, die die Verdauungsorgane anregen:** Schafgarbe, Kalmus, Wermut, Kümmel, Kardobenediktenkraut, Tausendgüldenkraut, Kamillenblüten, Fenchel, Honigklee, Pfefferminze, Majoran

7. **Pflanzen zur Anregung der Lungentätigkeit:** Eibischwurzeln, Isländisch Moos, Süßholz, Spitzwegerich, Alant, Anis, Lungenkraut, Beinwellwurzeln, Huflattichblätter, Königskerze

8. **Pflanzen, die die Abwehr stärken**: Kapuzinerkresse, Spitzwegerich, Vogelmiere, Sauerampfer, Meisterwurz, Andorn, Holunder, Salbei, Zwiebel, Thymian, Pfefferminze, Birkenblätter, Lindenblüten, Kamille, Eukalyptus

Heilkräuter wirken
- **beruhigend:** Baldrian, Zitronenmelisse
- **krampflösend:** Pfefferminze, Kamille, Thymian, Melisse
- **entzündungshemmend:** Kamille, Ringelblume
- **blähungswidrig:** Fenchelfrüchte, Kümmel
- **durchblutungsfördernd:** Schafgarbe, Föhre, Rauke, Weißdorn
- **schleimspendend:** Malve, Eibisch
- **kreislauffördernd:** Rosmarin, Knoblauch
- **harntreibend:** Brennnessel, Löwenzahn, Birkenblätter
- **magenstärkend:** Minze, Wermut, Enzian
- **desinfizierend:** Thymian, Spitzwegerich, Salbei
- **abwehrkräftesteigernd:** Lindenblüten, Knoblauch, Sonnenhut
- **wundheilend:** Arnika, Beinwell, Johanniskraut, Ringelblumen

Anwendungsformen und ihre Zubereitung

RP.: = Rezept, EL = Esslöffel, TL = Teelöffel

Die **ganze frische Pflanze** oder einzelne Teile wie Blätter oder Wurzeln werden z.b. bei Frühjahrskuren zerkleinert oder durch den Fleischwolf gedreht zum Futter gegeben. Besonders geeignet sind Brunnenkresse, Wegwarte, Löwenzahn, Brennnessel, Sellerie, Petersilie.

Das **Trocknen der Kräuter** ist sicher die beste Methode, sie länger haltbar zu machen. Dafür werden die gereinigten Kräuter auf ein Leinentuch oder einen Rahmen, bespannt mit einem Fliegengitter, aufgelegt und an einem luftigen Ort (nicht in der Sonne) getrocknet.

Sind sie luftgetrocknet, können sie im nicht zu heißen Backofen nachgetrocknet werden. Wurzeln können beim langsamen Trocknen schnell schimmeln, deshalb sollten sie in Scheiben geschnitten im Backofen getrocknet werden.

Sie können aber auch die Kräuter zu Büscheln binden und zum Trocknen aufhängen.

Die getrockneten Kräuter (Wurzeln, Blätter, Körner, Beeren) werden zerkleinert, zu Pulver zerrieben oder im Mörser zerstoßen und mit etwas Wasser angeschlämmt, mit Honig vermischt oder einfach über das Futter gestreut. Das Pulver wird am besten in einem Glas mit Schraubverschluss staubfrei aufbewahrt.

Die Kräuter werden in Glas- oder Keramikgefäßen, Karton oder Papiertüten aufbewahrt. Schreiben Sie den Namen und das Sammeldatum der Pflanze darauf und lagern sie trocken, dunkel und kühl.

Aus den zerkleinerten und getrockneten Kräutern können Sie Tee aber auch andere Zubereitungen herstellen.

Für den **Teeaufguss (Infus)** werden etwa 1 Teil zerkleinerte Pflanzenteile mit 10 Teilen siedendem Wasser übergossen, 5 – 10 Minuten erhitzt, zwischendurch umgerührt, nach dem Erkalten ausgepresst und durch ein Sieb gegossen.

Dafür eignen sich zarte Pflanzenteile mit ätherischen Ölen wie Kamille, Augentrost, Johanniskraut, Salbei, Melisse, Pfefferminze, Lavendel und andere, während Wurzeln, Rinden und dickblättrige Pflanzenteile wie Efeublätter nicht geeignet sind.

Geben Sie den Tee in ein Schraubdeckelglas; er ist drei Tage haltbar.
Dosierung: 2 – 3 – 5 x täglich 1 – 3 TL. Verschiedene Tees können auch zum Trinkwasser gegeben werden.

Teekuren sollen mindestens 3 Tage, längstens 6 Wochen dauern, danach muss eine Pause eingelegt werden.

Bei **Abkochungen (Dekokte)** werden 1 Teil zerkleinerte Pflanzenteile (meist Wurzeln, Rinden, Hölzer), mit 10 Teilen kaltem Wasser übergossen, eine halbe Stunde erhitzt, öfters umgerührt, dann ausgepresst und durch ein

Sieb gegossen. Schleimige Pflanzenteile wie z.B. Leinsamen oder Eibisch lässt man eine halbe Stunde im kalten Wasser quellen, kocht auf und seiht ab.

Gemischte Tees enthalten neben Blättern und Blüten auch Wurzeln und Rinden. Dafür setzt man pro 1 Tasse Wasser 1 TL Tee kalt in der halben Wassermenge an, lässt 8 Stunden ziehen und gießt den Auszug durch ein Sieb ab. Der Rückstand wird mit der anderen Hälfte Wasser heiß überbrüht, mit dem kalten Auszug gemischt und in kleinen Mengen über den Tag verteilt am besten mit einer Spritze direkt in die Lefzen oder dem Trinkgefäß zugegeben (meist nicht sehr beliebt beim Hund).

Bei **speziellen Mischungen (Spezies)** werden verschiedene Pflanzen gemischt, die alle eine gemeinsame Wirkung haben. Folgende Spezies dienen als Beispiele.

- **RP.: Brusttee:** je 45g Anis und Königskerze, 90g Huflattichblätter, 60g Süßholzwurzel, 150g Eibischwurzel klein schneiden und gut mischen.

- **RP.: Klistier:** eine ½ Handvoll Eibischkraut, abgekochte und durchgeseihte Kleie, in der etwas Kernseife aufgelöst wird, 3 EL Maiskeimöl.

- **RP.: Breiumschlag:** Kamille, Eibischkraut, Leinsamen zu gleichen Teilen zerkleinern, mischen.

Ein **kalter Auszug (Mazeration)** entsteht durch das Übergießen von 1 Teil zerkleinerter Pflanzen mit 10 oder mehr Teilen kaltem Wasser, lässt 2 – 3 Stunden ziehen, rührt öfters um und gießt dann ohne Ausdrücken des Rückstandes durch ein Sieb. Gut geeignet sind dafür schleimhaltige Drogen wie Leinsamen, Isländisch Moos, aber auch Wacholder, Petersilie, Goldrute, Löwenzahn, Mistel, Bärentraube, Kamille, Baldrian, Sennesblätter und Sennesschoten. Bittere Stoffe müssen 12 Stunden, Harze 24 Stunden ziehen.

Auszüge aus frischen oder getrockneten Pflanzen lassen sich, ohne an Güte zu verlieren, gut aufbewahren und sind einfach anzuwenden. Dazu gehören Tinkturen, Weine, Öle, Essige oder Fette.

- **Grundrezept Tinktur:** zerkleinerte Kräuter, Beeren, Wurzeln usw. in gut verschließbare Flaschen füllen, mit Alkohol (60 – 70 %) übergießen und etwa 4 – 6 Wochen stehen (nicht in der Sonne!) lassen; täglich schütteln, um Schimmelbefall zu verhindern.

  Tinkturen werden, wenn sie innerlich angewendet werden, folgendermaßen gegeben:
  - kleine Hunde: 2 Tropfen
  - mittelgroße Hunde: 3 Tropfen
  - große Hunde: 4 Tropfen
  - sehr große Hunde: 5 Tropfen
  Äußerlich verwendet man die Tinktur als Zusatz für Wickel, Umschläge, Waschungen, Einreibungen ...

- **Grundrezept Öl:** frische oder getrocknete zerkleinerte Kräuter werden mit gutem Öl (Oliven-, Maiskeim-, Raps-, Arganöl oder andere) übergossen und im verschlossenen Glas in die Wärme gestellt. Öfters schütteln. Nach etwa 2 – 3 Wochen vom Rückstand abgießen.

- **Grundrezept Salbe mit Schweineschmalz:**
Das Schmalz muss frei sein von allen Zusätzen. Am besten ist es, sich Flomen und Feder zu kaufen und das Schmalz selbst herzustellen. Dieses reine Schweineschmalz (½ kg) erhitzen Sie sehr stark in einem großen, nur bis zur Hälfte gefüllten Topf. Dann geben Sie 2 Doppelhände voll zerkleinerter Kräuter dazu, lassen einmal kurz aufwallen. **Vorsicht** – es läuft schnell über, wenn zu viel Schmalz im Topf ist!

Den Topf vom Herd nehmen, Deckel drauf und 12 Stunden stehen lassen. Auf kleiner Flamme diese Fett-Kräutermischung wieder erwärmen, bzw. flüssig werden lassen. Diesen warmen Fettbrei durch ein Tuch drücken (arbeiten Sie mit Gummihandschuhen, damit Sie sich nicht die Finger verbrennen!), mehrfach durch ein Tuch filtern, in kleine Behälter füllen und erkalten lassen. Bewahren Sie die Salbe kühl auf! Sie hält im Kühlschrank etwa 3 Monate.

Um zu verhindern, dass die Salbe während des Filtern erstarrt, ist es ratsam, den Behälter mit der noch flüssigen Salbe in ein heißes Wasserbad zu stellen.

Achtung! Hunden schmeckt diese Salbe!

- **Grundrezept Salbe mit Bienenwachs und Kräuteröl:** pro 100 ml Öl ca. 15 g Bienenwachs schmelzen und unter das auf 40° C erwärmte Öl rühren. Abfüllen, kühl und dunkel lagern. Hält etwa 6 Monate.

- **Grundrezept Salbe mit Vaseline:** 500 g Vaseline erhitzen und 50 g zerkleinerte getrocknete Kräuter dazu geben; unter ständigem Rühren eine Viertelstunde köcheln lassen. Filtern, in Tiegel füllen und kühl lagern.

Eine weitaus **bessere und geschmeidigere Salbe** erhalten Sie folgendermaßen:
- 2 Teile Salbe (Herstellung wie vor)
- 1 Teil Tinktur (Herstellung siehe dort)
- 1 Teil Ölauszug (Herstellung siehe dort)

Salbe, Tinktur und Ölauszug im Wasserbad erwärmen, bis die Salbe wieder flüssig ist. Dieses warme, flüssige Gemisch solange mit dem Handmixer rühren, bis es kalt ist. Wichtig ist das ununterbrochene Rühren, da die Salbe sonst gerinnt. In kleine Döschen füllen und kühl lagern.

Diese Salbe hat folgende Vorteile: Sie ist geschmeidiger und dadurch leichter und sparsamer aufzutragen.

Die Wirkung ist wesentlich höher, da sie ja aus dreierlei Auszügen besteht:

- den im heißen Fett löslichen Stoffen durch das Schmalz
- den im kalten Fett löslichen Stoffen durch den Ölauszug
- den in Alkohol löslichen Stoffen durch die Tinktur.

Verschiedene Autoren empfehlen statt Schmalz oder Butter Pflanzenfette wie Kokosnuss (Palmin) oder Kakaobutter für die Herstellung von Salben.

Kräuterklistiere werden seit vielen Jahrhunderten angewendet. Je nach Kräutern haben sie eine zusammenziehende, beruhigende, erregende, lösende oder nährende Wirkung. Die Temperatur des Klistiers sollte etwa die des Blutes haben (ca. 35 °C). Empfehlenswert ist eine Klistierbirne, die Sie in der Apotheke erhalten. Die Spülflüssigkeit wird in die Birne eingefüllt, die Luft herausgedrückt, die Darmkanüle aufgesteckt: fertig.

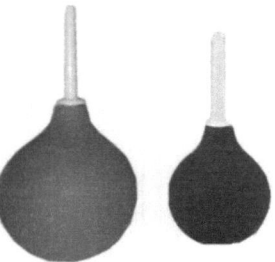

Es können unbedenklich, je nach Größe des Hundes, 1 – 5 Birnen eingespritzt werden. Die Birnen sind in unterschiedlichen Größen erhältlich.

- **Durchfall:** Salbei, Königskerze (=Wollkraut), wilde Malve, Melisse, Nussblätter oder Eichenrinde wirken reizlindernd, zusammenziehend und gegen die Fäulnisbildung.

  Salbei, Birke und Malve zu gleichen Teilen gemischt ergeben ein schwach wirkendes Klistier, im Gegensatz zur stärker wirkenden Mischung aus Eichenrinde, Nussblättern, Wollkraut und eventuell Kamille zur Beruhigung.

- **Verstopfung:** schwach wirkt eine Mischung aus Löwenzahn, Saueramofer und Löffelkraut, stark eine Mischung aus Löwenzahn, Wermut, Andorn und Seifenkraut.

- **Schmerzen im Bauch** lindern Baldrian, Kamille und Königskerze. Königskerze und Eibisch wirken reizlindernd und durch die Schleimstoffe des Eibisch einhüllend, während Baldrian und Kamille die Nerven beruhigen.

Inhalationen werden mit Arzneimitteln in Form von Dämpfen, Gasen oder feinzerstäubten Flüssigkeiten durchgeführt. Nehmen Sie hier besonders schleimlösende und entzündungshemmende Arzneistoffe, die die oberen Atemwege erreichen, z.B. Kamille, Fichtennadeln, Teebaumöl, Pfefferminze,...

Kräuterdämpfe haben eine doppelte Wirkung: erstens durch den Dampf und zweitens durch die flüchtigen Bestandteile der Kräuter. Man gebraucht sie hauptsächlich als örtliche Anwendungen, z.B. Eibischdampf am Ohr, Maul- oder Nasendampf.

Für Umschläge benötigt man die 2-3-fache Kräuter-menge wie für den Tee und lässt ihn 10 – 15 Minuten zie-hen. Tränken Sie ein Tuch mit diesem Absud und legen es auf die gewünschte Stelle.

Ich bevorzuge folgende Art: Das Kraut kurz in möglichst wenig heißes Wasser legen, das heiße Kraut in ein Tuch einschlagen, etwas abkühlen lassen und dann auf die ge-wünschte Stelle legen. Das Tuch leicht festbinden, dar-über eine Folie wickeln und das Ganze mit einem tro-ckenen Tuch abdecken und befestigen.
Nach 30 – 60 Minuten die Tücher entfernen.

Danach versorgen Sie bitte die Wunden, Blutergüsse, Geschwüre usw. mit der entsprechenden Heilsalbe. Nach Möglichkeit sollten für Umschläge andere Kräuter ver-wendet werden als für die Salbe: z.B. bei eitrigen Wun-den Umschläge aus Zinnkraut, Salbenauflage mit Ringel-blume.

Breiumschläge: Die Kräuter werden fein zerkleinert, so-dass ein Brei entsteht. Bewährt hat sich hier das Durch-drehen der Kräuter durch den Fleischwolf oder Zerklei-nern im Mixer. Dieser Kräuterbrei kann direkt auf die Haut aufgetragen werden. Ich streiche ihn auf ein dünnes Tuch, z.B. eine Windel und lege diesen Umschlag auf die zu behandelnde Stelle. Dadurch verhindere ich weitge-hend eine Verfärbung oder Verschmutzung des Fells. Es dauert eine Weile, bis Sie ein grün verfärbtes Fell wieder reinigen können. Alle Formen der Umschläge werden täglich mehrmals wiederholt.

Kräuterkissen : Ähnlich wie Umschläge, werden hier die Kräuter jedoch trocken verwendet. Die Kräuter-kissen werden im Backofen oder in der Mikrowelle erhitzt und so heiss es noch erträglich ist auf die schmerzende Stelle gelegt. Um die Wärme zu erhalten, gibt man ein Woll- oder Flanelltuch darüber.

Sirup: In ein großes Glas mit Drehverschluss schichten Sie die grob zerkleinerten Kräuter, z.B. die jungen Triebe von Fichten (im Mai) oder Spitzwegerich abwechselnd mit Zucker ein; letzte Lage ist Zucker. An ein sonniges Fenster stellen und nach ca. 6 Wochen diesen Sirup ab- seihen und die Kräuter ausdrücken; in eine dunkle Fla- sche füllen. Hilft und schmeckt gut bei Husten.

Kräuter a la carte

Kräuter sind nicht nur was für kranke Hunde, sondern frisch oder getrocknet eine echte Bereicherung für die Speisekarte ihres Lieblings. Die Kräuter werden zerkleinert oder durch den Fleischwolf gedreht und roh dem Futter beigemischt. Deren Vitamine und Mineralstoffe beugen Krankheiten vor. Regelmäßige Kräuter-kuren helfen bei der Vorbeugung gegen Krankheiten.

Es gibt die Kräuter bereits fertig gemischt oder einzeln als Futterzusätze zu kaufen.

Essbare Wildkräuter können Sie in großer Auswahl aber auch selbst bei einem Spaziergang sammeln. Sie bereichern den Speiseplan und sind reich an wertvollen Inhaltsstoffen.

- **Anis** (Pimpinella anisum) unterstützt die Verdauung und wirksam bei Blähungen, ist aber auch hilfreich bei Husten. Vorsicht: kann beim Sammeln im Freien mit dem giftigen Schierling verwechselt werden.

- **Angelika, Engelwurz** (Angelika officinalis) ist blutreinigend, magenstärkend, krampflösend und blähungswidrig. Da Angelika Cumarin enthält, sollten die Blätter gebrüht werden. Schütten Sie das erste Brühwasser weg. Gesammelt werden die Blätter im Frühling und Frühsommer.

- **Äpfel** wirken entgiftend und entschlackend und helfen bei Durchfall.

- **Bärlauch** (Allium ursinum) wirkt blutreinigend, entschlackend, entzündungshemmend, hat eine antibakterielle Wirkung, übt eine positive Wirkung auf die Haut bei Hauterkrankungen aus und regt die Verdauung an, ist gut für Leber, Galle, Magen und Darm. Am besten verwenden sie ihn frisch. Nicht zu viel auf einmal geben, die Blätter sind scharf. Die Blätter nicht durch den Fleischwolf drehen!

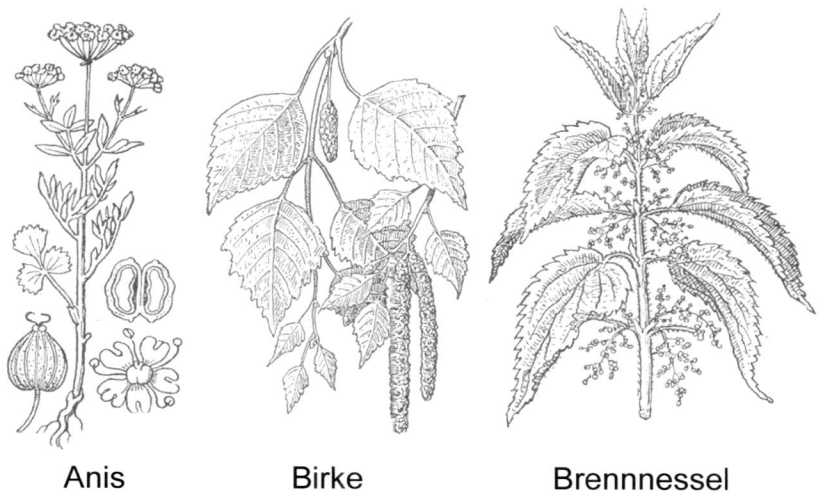

Anis   Birke   Brennnessel

- **Basilikum** (Ocimum basilicum) ist verdauungsfördernd, stärkt Magen und Darm. Magensäfte werden verstärkt produziert, Blähungen verhindert. Basilikum regt die Nieren an, versorgt den Körper mit Spurenelementen; ist hilfreich bei Durchfall und Erbrechen, sollte jedoch nur seltener dazugefüttert werden.

55

- **Beifuß** (Artemisia vulgaris); die kleinen Blätter werden im Juli bis September gesammelt. Sie helfen bei Verdauungsstörungen, bei allgemeiner Schwäche, sind krampflösend und schweißtreibend.

- **Berberitze** (Berberis vulgaris); die Beeren werden von August bis Ende Oktober gesammelt. Sie haben eine magenstärkende und appetitanregende Wirkung und helfen bei Entzündungen der Mundschleimhaut und des Zahnfleisches.

- **Birke** (Betula alba); die jungen Blätter wirken harntreibend, liefern Mikronährstoffe für Nieren, Blase und Harnwege und helfen bei rheumatischen Beschwerden.

- **Bockshornkleesamen** (Trigonella foenum- graecum) stärkt die Tiere und unterstützt die Wundheilung, ist auch hilfreich bei Hautausschlägen und Haarausfall. Vorsicht: nur als Gewürz sparsam verwenden, es schmeckt sonst nicht!

- **Boretsch** (Borago officinalis) kann bis zu 2 x wöchentlich je 1 EL zugefüttert werden. Er wirkt entgiftend, stoffwechselanregend und nervenberuhigend. Nicht zu lange und zu häufig füttern, da er die Leber schädigen kann. Nicht während der Trächtigkeit füttern!

- **Brennnessel** (Urtica dioica) hat eine blutreinigende, blutbildende und harntreibende Wirkung, ist vitamin- und mineralstoffreich. Der Brennnesselsamen gibt ein schönes, glänzendes Fell. Geben Sie 1 – 2 EL trockene oder frische Kräuter, die Sie kurz blanchieren oder pürrieren, unter das Futter.

- **Brunnenkresse** (Nasturtium officinale) wirkt harntreibend und verdauungsfördernd, ist entzündungshemmend im Maul- und Rachenbereich und hat eine positive Wirkung auf die Haut. Sie ist auswurffördernd und ist hilfreich bei Lungen- und Bronchialerkrankungen und hat eine antibiotische Wirkung. Brunnenkresse kann man auch im Winter finden. Achtung: größere Mengen können zu Nierenreizungen führen!

- **Dill** (Anethum graveolens) entspannt Magen und Darm, vermeidet Blähungen, reinigt die Nieren, ist appetitanregend und fördert die Verdauung. Dillfrüchte unterstützen die Milchbildung bei säugenden Hündinnen.

- **Ehrenpreis** (Veronica officinalis) ist stoffwechselanregend und hilfreich bei Husten und juckenden Hautproblemen.

- **Fenchel** (Foeniculum vulgare) steigert den Appetit, verhindert Blähungen und Koliken und fördert die Verdauung. Er wirkt entzündungshemmend und antibakteriell. Kann auch zur Vorbeugung gegen Würmer eingesetzt werden. Sparsam verwenden!

- **Frauenmantel** (Alchemilla vulgaris) stärkt die Abwehrkräfte, ist gut für Hündinnen auch während der Trächtigkeit.
Die getrockneten Blätter können im Winter als Vitaminspender verwendet werden.

- **Gänseblümchen** (Bellis perennis); die Blätter und die Blüten sind blutreinigend und appetitanregend und unterstützen Magen, Leber und Galle. Sie wirken entwässernd und regen den Stoffwechsel an. Nicht zu viel davon unter das Futter mischen, da sie abführend wirken.

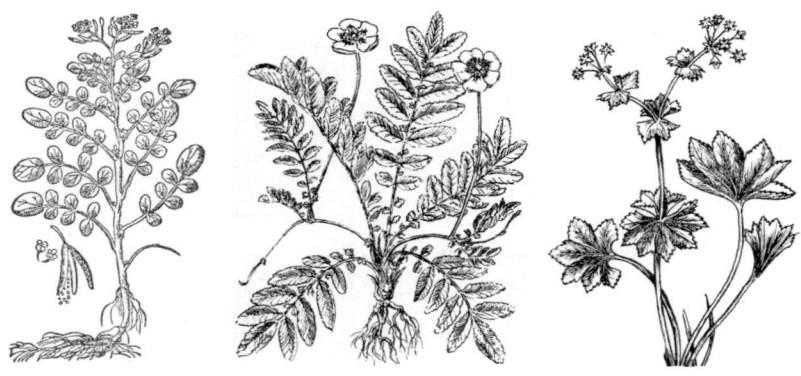

Brunnenkresse　　Gänsefingerkraut　　Frauenmantel

- **Gänsefingerkraut** (Potentilla anserina); die Blüten und Blätter helfen bei Krämpfen in den Verdauungsorganen.

- **Gundermann** (Glechoma hederacea) wird von April bis Juni gesammelt. Er ist entzündungshemmend, stopfend und schmerzlindernd.

- **Hagebutten** (Rosa canina) enthalten viel Vita-min C und stärken die körpereigene Abwehr. Obwohl Hunde Vitamin C in ihrem Organismus selbst herstellen, benötigen sie mehr Vitamin C bei Stress z.B. Läufigkeit oder Krankheiten, z.B. Arthrose; auch Welpen und Junghunde benötigen mehr. Hagebutten sind sehr hilfreich bei Haut- und Harnwegserkrankungen. Die Hagebuttenschalen zerkleinern. Nicht übertreiben bei der Fütterung, da zu viel Vitamin C über die Nieren als Oxalsäure (Gicht!) ausgeschieden wird. Verboten bei Harnverhaltung!

- **Heidelbeeren** (Vaccinium myrtillus); die Beeren helfen bei der Bekämpfung von Durchfall und unterstützen die Austreibung von Würmern.

- **Himbeerblätter** (Rubus ideaeus) sind schmerzstillend, stoppen den Durchfall. Sie wirken besonders gut bei Hündinnen. Geben Sie zu Beginn der Läufigkeit Himbeerblätter unter das Futter, um einer Scheinträchtigkeit vorzubeugen. Sie erleichtern die Geburt und unterstützen die Milchbildung. Sie sollten während der ganzen Zeit der Trächtigkeit, nicht aber vor dem Gebärvorgang gefüttert werden.

- **Hirtentäschel** (Capsella bursa pastoris) ist blutstillend und wundheilend. Gefüttert werden die zarten Blätter während des Sommers. Nichts für trächtige Hündinnen!

- **Huflattich** (Tussilago farfara); die Blüten können im März und April, die Blätter im Mai und Juni unter das Futter gemischt werden. Er hilft bei Durchfällen und Erkrankungen der oberen Luftwege.

- **Kalmuswurzeln** (Acorus calamus) werden als Pulver über das Futter gestreut und haben, gerade bei Welpen, eine kräftigende Wirkung. Sie helfen auch bei Blähungen und leichten Koliken.

- **Kapuzinerkresse** (Tropaeolum majus) wirkt appetitanregend, kräftigend und antibiotisch bei Atemwegserkrankungen, desinfizierend und entzündungshemmend. Gefüttert werden die jungen Blätter und Blüten.

- **Klettenwurzel** (Actium lappa) ist sehr nahrhaft, wirkt blutreinigend, entgiftend und sorgt für glänzendes Fell. Man findet sie oft in Kräutermischungen für Krebserkrankungen und der Rekonvaleszenz. Die frische Wurzel zerkleinern und dem Futter beigeben.

- **Knoblauch** ist als Futterzusatz sehr beliebt. Er verbessert das Allgemeinempfinden, stärkt den Darm nach einer Antibiotika-Behandlung und soll auch gegen Vampire (?) und Parasiten wirken. Zecken sind nicht sehr begeistert vom Geruch der Haut. Er schützt vor Bakterien und Pilzen. Hat Ihr Hund Kontakt zu erkrankten Hunden, so geben Sie vorsorglich etwas Knoblauch. Bewährt hat sich Knoblauch etwa 3 x wöchentlich 5 – 6 Knoblauchzehen (kleine oder junge Hunde weniger) als Futterzusatz.

Größere Mengen oder die tägliche Fütterung mit Knoblauch können zu einer lebensbedrohlichen (?) Anämie führen. Ich habe aber bei normalerweise üblicher Dosierung weder bei meinem noch bei anderen Hunden Nebenwirkungen oder Schäden feststellen können.

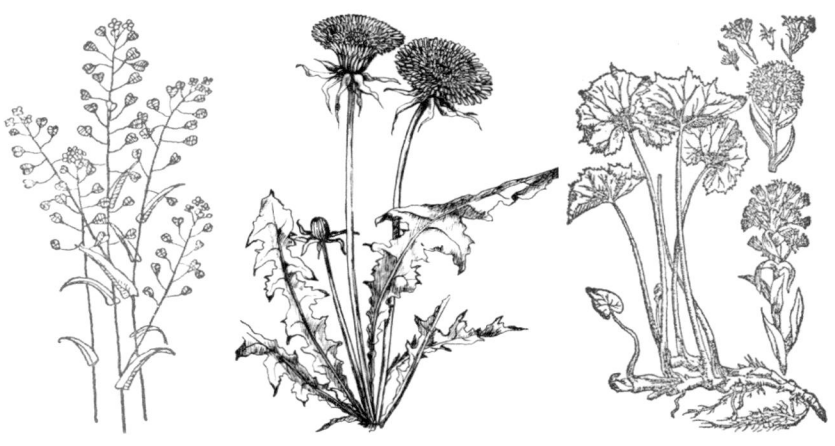

Hirtentäschel   Löwenzahn   Huflattich

- **Kümmel** (Carum carvi) hilft gegen Blähungen und bei Magen-Darmkrämpfen, er stärkt die Verdauungsorgane und fördert die Milchabsonderung von säugenden Hündinnen. Kümmel hat auch eine pilzabtötende Wirkung.

- **Löwenzahnblätter** und **-wurzeln** (Taraxacum officinale) unterstützen Leber und Verdauung, wirken blut- und magenreinigend und sind appetitanregend. Wertvoll zur Frühjahrskur. Nicht die Stengel füttern!

- **Melissenblätter** (Melissa officinalis) wirken beruhigend und krampflösend und können bei nervösen Hunden kurweise gefüttert werden.

- **Minze** (Mentha officinalis) kann gelegentlich verfüttert werden und wirkt beruhigend bei Magen-Darm-Störungen und bei Blähungen. Pfefferminze hilft auch bei gelegentlichem schlechtem Geruch aus dem Maul (Ursachen abklären!).

- **Pastinak** (Pastinaca sativa) ist appetitanregend blutreinigend und nierenwirksam. Die Blätter werden vor der Blüte auf Wiesen und Wegen gesammelt, die Wurzeln im Herbst.

- **Petersilie** hilft bei Nierenerkrankungen, wirkt harntreibend, krampflösend und anregend auf die Verdauung. Geben Sie einfach frische oder getrocknete Petersilie über das Futter. Soll auch gegen Wurmbefall wirken. Nicht als ständige Fütterung und bei trächtigen Hündinnen geben!

- **Salbeiblätter** (Salvia officinalsi) sind krampflösend, magenstärkend, keimtötend, blähungswidrig, auswurffördernd und entzündungshemmend; dürfen nicht während der Trächtigkeit gefüttert werden!

- **Schafgarbenkraut** macht Tiere widerstandsfähiger gegen Krankheiten, unterstützt bei der Blutreinigung und fördert die Verdauung. Im Volksmund wird es auch „Bauchwehkraut" genannt. Dieses

Kraut kann sowohl getrocknet als auch frisch (hier nur das ganz junge Grün) unter das Futter gemischt werden.

- **Spitzwegerich** (Plantago lanceolata) ist blutreinigend, wohltuend bei Husten. Befreien Sie die Blätter von den rauen Fäden und geben Sie sie fein gehackt unter das Futter.

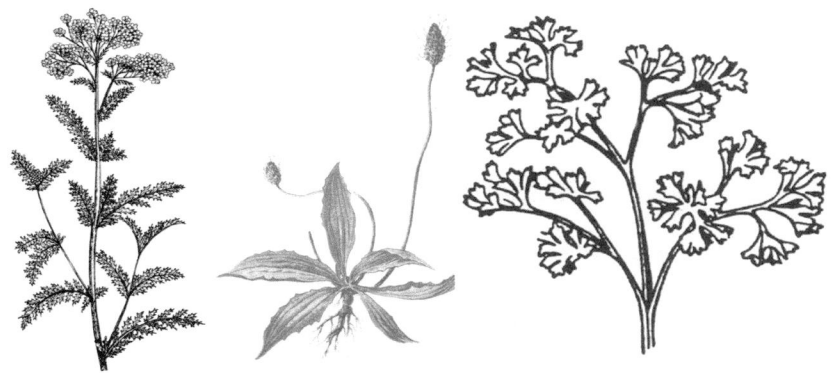

Schafgarbe   Spitzwegerich   Petersilie

- **Taubnessel** (Lamium purpureum) wird bei Verdauungsschwäche verwendet. Saponine wirken entzündungshemmend bei leichten Schleimhautreizungen. Verwendet werden die Blüten.

- **Vogelmiere** (Stellaria media) ist eine nahrhafte Pflanze, die reich an Vitamin A und C ist. Sie stärkt vor allem das Immunsystem.

- **Weißdornblätter** (Crataegus oxyancantha) können ebenfalls verfüttert werden; sie haben eine herzstärkende Wirkung.

Pflanzen, die bei Verletzungen helfen

Kräuter für die Wundbehandlung

Oft sprechen schlecht heilende Wunden nicht mehr auf Sulfonamide und einer antibakteriellen Behandlung an. Es gibt Pflanzen, die ausgezeichnet auf die Granulation und Epithelisierung wirken. Umstritten ist, was die Wundheilung besser fördert: feuchte Umschläge oder Salbenbehandlung.

- Man verwendet dazu Pflanzen mit **entzündungswidriger** Wirkung. Sie wirken durch ihren Gerbstoffgehalt zusammenziehend. Dazu gehören: Kamille, Vogelknöterich, Blutwurz, Walnussblätter, Eichenrinde, Brombeerblätter

- Der **Schleimgehalt** folgender Pflanzen wirkt einhüllend: Eibischwurzel, Königskerze, Huflattich, Leinsamen, Honigklee, Malve

- **Kühlend** und **schwach betäubend** wirken Kamille, Pfefferminze

- **Wundheilung** und **Narbenbildung** wird gefördert durch Ringelblume und Arnika; Johanniskraut hilft besonders bei zerrissenen Wunden und bei Dekubitus

Die wohl bekanntesten und wirkungsvollsten Wundheil-
pflanzen und ihre Zubereitung sind

- Arnika – Tinktur
- Beinwellwurz – Pflaster
- blühendes Johanniskraut – Öl
- Ringelblumenblüten – Salbe

Arnika, Arnica montana

Es ist ein gutes und schnell wirkendes Mittel bei Verletzungen aller Art. Kneipp empfiehlt, stets ein Fläschchen
mit der Tinktur mit sich zu führen. Es hilft besonders gut
bei Stauchungen, Quetschungen, bei erfrorenen Gliedern
oder Verbrennungen, bei Wunden durch Stoß, Schlag
oder Stich. Die Wundränder heilen in kurzer Zeit, die Narbenbildung wird gefördert, die Schmerzen lassen schnell
nach.

- **Arnikatinktur aus Blüten:** Frische oder getrocknete Blüten zu 2/3 in eine Flasche füllen, mit starkem Branntwein (90 %, am besten Franzbranntwein) auffüllen, zukorken und etwa 2 Wochen an
  ein sonniges Fenster stellen. Danach durch einen
  Kaffeefilter gießen, in ein dunkles Fläschchen
  füllen und dunkel aufbewahren. In Kärnten werden
  die Blüten in der Flasche gelassen und immer
  wieder Alkohol nachgegossen – was ich
  bevorzuge.
  Zur äußerlichen Anwendung.

- **Arnikatinktur aus der Wurzel:** Die Wurzeln ent-
  saften, mit der gleichen Menge Branntwein vermischen, 10 Tage stehen lassen und abfiltern.

Es gibt unterschiedliche Meinungen, ob die Tinktur der Wurzel oder der Blüten wirksamer ist. Ich bevorzuge die Blütentinktur.

- **Arnikawasser** (dafür wird die Tinktur aus der Apotheke 1:20, bei selbst hergestellter Tinktur 1-2 EL mit ½ Liter Wasser verdünnt) eignet sich zum Auswaschen von eitrigen Wunden, Bisswunden, Insektenstiche oder als Kompressen.

Für Umschläge bei Quetschungen, Erschütterungen oder bei blutunterlaufenen Stellen helfen feuchte Auflagen oder Umschläge mit **Arnikawasser**. Sie regen die lokale Durchblutung an.
Ich verwende dafür gerne Arnikablüten, die ich in Essig gekocht habe.

Bei schmerzenden und entzündeten, besonders bei schmierig belegten Wunden gebe ich zusätzlich zu den feuchten Auflagen mit Arnikawasser innerlich 1 x täglich je nach Größe des Tieres 5 – 10 Globuli **Arnika D6.**

Arnika ist ein Korbblütler, der allergische Reaktionen hervor rufen kann. Es können sich durch die Umschläge Blasen bilden, die durch **Cantharis D6** behandelt werden können.

Beinwell, Symphytum officinale
Zubereitungen aus der Beinwellwurzel (Tinktur, Salbe, Kataplasma und Brei) sollten in jeder Hausapotheke vorhanden sein.

Beinwell verwendet man bei Knochenbrüchen und Knocheneiterungen, bei Sehnenverletzungen und bei alten Wunden, die nicht heilen wollen und jeder anderen Behandlung trotzen.

- **Beinwelltinktur:** die zerstampften Wurzeln und auch das zerkleinerte blühende Kraut werden zu etwa der Hälfte in eine Glasflasche gefüllt. Siehe Grundrezept! Für den Gebrauch muss die Tinktur verdünnt werden.

- **Beinwellpflaster:** frisch gegrabene und gut gereinigte Beinwellwurzeln werden von der schwarzen Rinde befreit, zerquetscht und auf die zu behandelnde Stelle aufgelegt. Das Pflaster muss alle 5 Stunden erneuert werden.

Das Sammeln der Wurzeln ist eine mühselige, aber lohnende Arbeit. Die recht großen Wurzeln lassen sich, da sie Tiefwurzler sind, sehr schwer ausgraben, deshalb sollten Sie nach einem Regen danach graben. Der Boden ist dann lockerer. Beim Säubern darf die schwarze Haut der sich schleimig anfühlenden Wurzel nicht entfernt werden. Das Trocknen erfolgt am besten im Backofen bei 30 – 35° C.
Als **Kyttaplasma** ® steht es in der Apotheke zur Verfügung.

Die Wurzel enthält einen zähen Schleim, weshalb man sie äußerlich zu kühlenden und erweichenden **Umschlägen** anwendet. Sie helfen bei Wunden, Rissen, Brüchen und Eitergeschwüren.

Bei Knochenbrüchen, gequetschten Gliedern und Geschwüren hat ein Breiumschlag heilende Wirkung.

- Für **Breiumschläge** wird Beinwellmehl, das Sie aus zerriebener Beinwellwurzel herstellen können, mit warmen Wasser zu Brei gerührt. Dieser sehr schleimige Brei wird auf ein Tuch gestrichen und aufgelegt.

Machen Sie keine Umschläge aus zerkleinerten Blättern. Sie rufen eine starke Hautreizung, verbunden mit einem recht unangenehmen Juckreiz, hervor.

Wunden, gebrochene Glieder, verhärtete Geschwülste und die mit Blut unterlaufenen Quetschungen behandle ich mit **Auflagen** mit der in Bier gekochten, zerkleinerten schleimigen Wurzel.

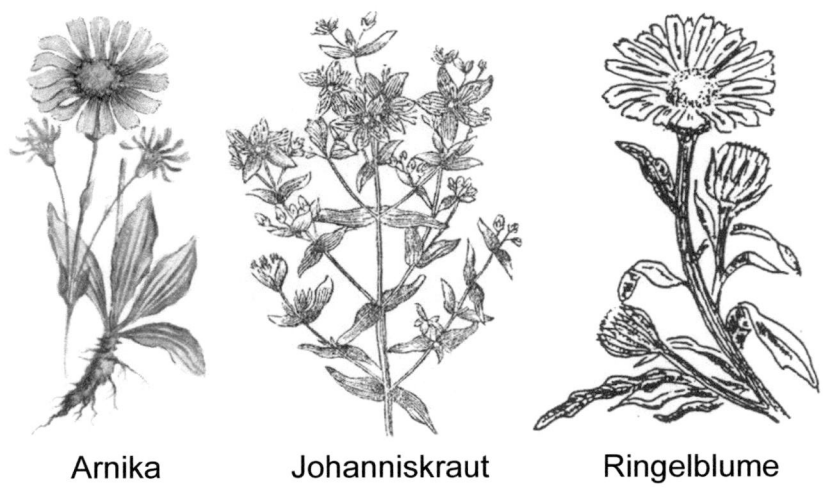

Arnika   Johanniskraut   Ringelblume

Johanniskraut, Hypericum perforatum

Für die Wundbehandlung bei Hunden eignen sich besonders **Ölumschläge**, da sie nicht so häufig wie wässrige Umschläge gewechselt werden müssen. Ich verwende gerne Johanniskrautöl mit Arnika und Ringelblume, da die Umschläge nicht auf der Wunde haften und sich leicht entfernen lassen.

Bei allen Brandwunden, bei frischen Verbrennungen und Erfrierungen sowie bei Frostbeulen wird das **Johanniskrautöl** (Rotöl) eingesetzt. Es beschleunigt die Heilung von schlecht heilenden Wunden. Es ist ein gutes Einreibemittel bei Anschwellungen, Verrenkungen, Nervenschmerzen.

- **Johanniskrautöl (Rotöl):** Noch nicht aufgeblühte Johanniskrautblüten werden zerquetscht, bis der Saft austritt, und in eine Literflasche gegeben, ½ Liter Oliven- oder Sonnenblumenöl darüber geschüttet und alles 10 Tage in der Sonne stehen gelassen. Abgießen und wieder einige Handvoll zerquetschter Blüten zugeben, in der Sonne stehen lassen, bis das Öl tiefrot ist. Das Öl durch ein Tuch seihen und gut verschlossen aufbewahren.

- **Johanniskrauttinktur:** 10 g getrocknetes Johanniskraut mit 50 g Alkohol (70%) übergießen, ca. 10 Tage ziehen lassen. Danach abseihen und auspressen.

Für die Desinfektion von Wunden verwende ich verdünnte **Johanniskrauttinktur.**

Zur Unterstützung der Wundheilung bei schlecht heilenden Wunden geben ich 1 x täglich innerlich einige Tropfen dieser Tinktur mit Wasser verdünnt .

Ringelblume, Calendula officinalis

Ringelblume ist ein gutes Wundheilmittel bei allen nässenden, eitrigen und schrundigen Wunden, bei Wunden mit Substanzverlust, bei Abszessen und Furunkeln, bei harten Hautstellen an den Pfoten. Kneipp empfiehlt sie bei krebsartig und giftig aussehenden Geschwüren. Sie wirkt vorbeugend gegen zu starke Narbenbildung und kann auch bei der Behandlung von Schlag- und Stichverletzungen, Quetsch- und Risswunden   helfen. Bei schlecht heilenden Amputationswunden wird Calendula-Salbe und -Seife empfohlen.

Die Ringelblume ist auch ein Hautpflegemittel und wird bei empfindlicher Haut der Arnika vorgezogen.

Verwendet werden von der Ringelblume Blüten, seltener Blätter und Stengel.

Äußerlich werden **Umschläge** mit dem frischen Kraut, Tee oder einem Brei gemacht.

Zur Reinigung und Heilung der Wunden benutze ich, außer der Salbe, auch den aus Blättern und Blüten gepressten Saft.

- **Ringelblumensaft.:** Frisch gepflückte Blütenköpfe auf einen flachen Teller legen und mit kaltem Wasser bespritzen,   einige Stunden stehen lassen, dann durch den Fleischwolf drehen und den Saft

abpressen. Damit werden die Wunden täglich morgens und abends sorgfältig eingerieben.
Sie können diesen Ringelblumensaft auch innerlich, morgens und abends je 1 Esslöffel (je nach Größe des Tieres) geben.

- **Ringelblumenwasser:** Ringelblumen trocknen, die Köpfe abbrechen, in ein Glas füllen, Wasser darüber gießen, etwa einen Tag an einen sonnigen Platz stellen und durch einen Kaffeefilter gießen. Zu empfehlen bei allen frischen Wunden: es wird als „Wundwasser" in die Wunde geträufelt und dann als Kompresse aufgelegt. Nimmt rasch den Wundschmerz und fördert die Heilung.

- **Ringelblumensalbe oder -pflaster:** Blüten und Kraut zerquetschen und mit der gleichen Menge Schmalz etwa eine Stunde köcheln lassen. Durch ein Sieb gießen und mit soviel zerlassenem gelbem Wachs vermischen, dass es Salben- oder Pflasterkonsistenz erhält.

- **Wundbalsam nach Dr. F. Müller:** Ringelblume, Arnika, Weinraute, Johanniskraut zu gleichen Teilen zerquetschen, mit der gleichen Menge Schmalz vermischen, eine Stunde bei niedriger Temperatur köcheln lassen, absieben und mit zerlassenem gelben Wachs vermischen.

- **Wund- und Heilsalbe:** 2 Teile Ringelblumensalbe, 1 Teil Kamille-Ölauszug, 1 Teil Zinnkrauttinktur im Wasserbad erwärmen, bis die Salbe flüssig ist; dann mit dem Handmixer so lange rühren, bis die Masse vollständig ausgekühlt ist.

Salben aus Schmalz sind nur bedingt haltbar, da sie nach einiger Zeit ranzig werden. Und passen Sie auf: Hunde fressen sehr gerne die Ringelblumensalbe..

Ackerschachtelhalm, Zinnkraut, Equisetum arvense

Bei Wunden, Geschwüren und allen eitrigen Vorgängen verwende ich **Tee,** aber noch lieber die **Tinktur** für Umschläge. Sie können bei der Wundbehandlung auch das **frische Kraut** für Umschläge verwenden. Wechseln Sie mehrmals am Tag.

Blutwurz, Potentilla tormentilla

Das **Pulver** können Sie bei Bisswunden direkt in die Wunden streuen. Es dient dazu, Krankheitsstoffe aus dem Körper auszuscheiden. Für das Pulver zerstoßen Sie die getrocknete und zerkleinerte Wurzel.

Der aus der Wurzel bereitete **Tee** wirkt zusammen-ziehend, stillt das Blut und trägt zur schnellen Vernarbung der Wunden bei, wenn in der ersten Stunde alle 20 Minuten, später jede Stunde ein Esslöffel voll eingegeben wird. Der Tee kann auch als **Auflage** verwendet werden. 3 – 4 x täglich erneuern!

Neben der Blutwurz wird auch der Tee der verwandten Potentillae wie Gänsefingerkraut, Fünffingerkraut und Goldfingerkraut zu Auflagen, Waschungen oder Bäder bei schlecht heilenden Wunden verwendet.

Gänseblümchen, Bellis perennis

Bei schlecht heilenden Wunden können Sie Umschläge mit **Tee** machen. Dafür übergießen Sie 2 TL Gänseblümchen mit ¼ Liter kochendem Wasser, lassen ihn 10 Minuten ziehen und seihen dann ab.

- **Salbe:** schmelzen Sie 1 Tasse gutes Schweineschmalz, geben eine Handvoll frische Gänseblümchen bei, dämpfen die Pflanzenbestandteile wie man normalerweise eine Zwiebel dämpft, seihen ab, drücken die Pflanzenrückstände gut aus und rühren die Salbe, bis sie fest wird. Bewahren Sie die Salbe verschlossen im Kühlschrank auf.

Gauchheil, Anagallis arvensis

Es wird eingesetzt bei giftigen Wunden, fressenden Geschwüren und hitzigen Geschwülsten. Man verwendet hierbei **Auflagen** und gibt innerlich **Tee.** Gauchheil lässt bei Verletzungen und Wunden keine Entzündungen aufkommen.

Gundermann, Glechoma hederacea

ist als Salbe bei schlecht heilenden Wunden und Geschwüren hilfreich.

Hauswurz, Dachwurz, Sempervivum tectorum

Hauswurz wirkt kühlend und hilft bei allen Entzündungen, man legt dabei die zerquetschten Blätter auf.

Bei Quetschungen, Stoß- und Schlagwunden hat sich eine Hauswurzsalbe sehr bewährt. Sie kühlt und hält den Blutandrang zurück.

- **Hauswurz-Salbe:** Gestoßene oder zerquetschte Blätter werden in gutem, reinem Schweineschmalz so lange gekocht, bis aller Saft ausgezogen ist. Danach durch ein Sieb streichen und im Kühlschrank aufbewahren.

Hirtentäschel, Capsella bursa – pastoris

Hirtentäschel spielt wegen der blutstillenden Wirkung eine große Rolle bei allen äußeren und inneren Blutungen. Bei äußeren Verletzungen und Quetschungen wird zunächst die Wunde mit **Tee** oder verdünnter **Tinktur** ausgewaschen. Danach legen Sie eine mit Tee getränkte **Kompresse** auf die Wunde. Sie wird sich schnell schließen und die Heilung wird sehr schnell eintreten.

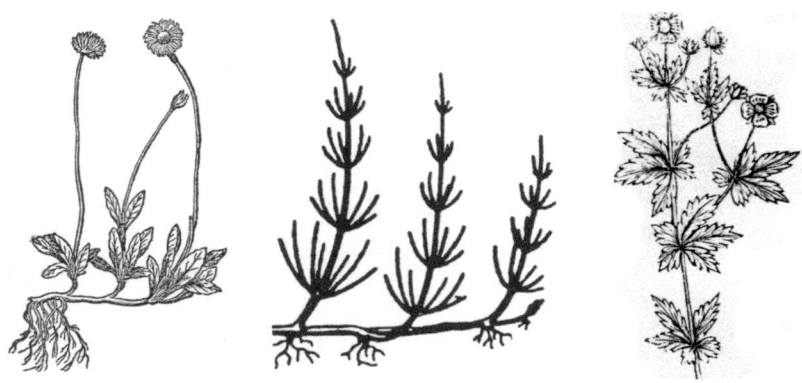

Gänseblümchen   Ackerschachtelhalm   Blutwurz

Huflattich, Tussilago farfara

Bei eiternden Wunden und Geschwüren können die Blätter mit der filzigen Unterseite auf die Wunde gelegt werden. Bei der Behandlung von Wunden, die im Winter nicht so recht verheilen wollen, sind die frischen Blätter im Frühling eine Wohltat. Sie werden für **Breiumschläge** verwendet. Die Umschläge müssen mehrmals am Tag gewechselt werden.

Kalmus, Acorus calamus

Pfarrer Weidinger empfiehlt bei Geschwüren und Wunden folgende Salbe: 30 g Kalmuspulver mit 250 g zerlassenen Schweinefett und 50 g Bienenwachs unter ständigem Rühren aufwallen lassen und abfüllen.

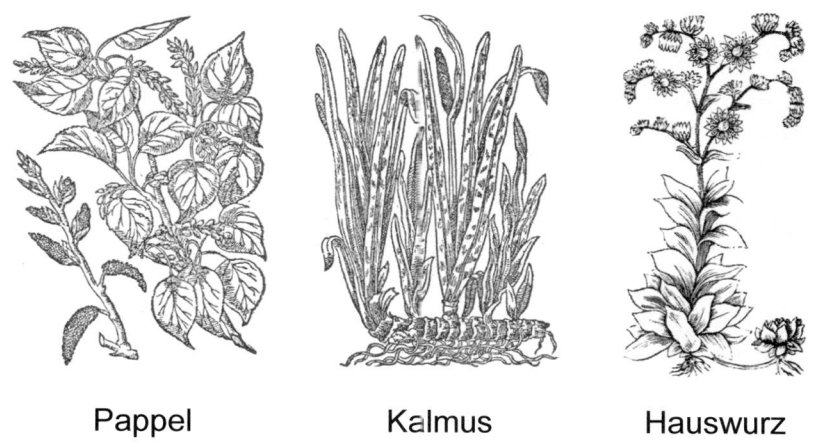

Pappel   Kalmus   Hauswurz

Kamille, Chamomilla

Kamillenumschläge (Kamillensäckchen) und **Waschungen** mit Kamillentee sind auf Grund ihres Azulengehaltes entzündungshemmend und deshalb ein vorzügliches Mittel zur Reinigung und Behandlung von schmerzhaften, eiternden Wunden.

Königskerze, Verbascum

Bei schlecht heilenden Wunden helfen zu **Puder** gestoßene getrocknete Blüten, das dick auf die Wunde gestreut wird und hilfreich ist bei wildem Fleisch in Wunden. Bei Geschwüren kann eine

- **Auflage** aus 60 g frischen Blüten in 1 Liter Milch gekocht, erweichend wirken. Bei Wunden und bösartigen Geschwüren helfen frisch zerquetschte und in Oliven- oder Maiskeimöl gesottene Blüten.

- **Königskerzen-Wein:** 3 EL Samen zerquetschen, in ½ Liter Weißwein kochen, absehen und in eine dunkle Flasche geben. Hilft als Umschlag bei Verrenkungen, ist schmerzstillend bei Verstauchungen, reinigt und heilt Geschwülste und Wunden.

Labkraut, Galium vera

Bei hartnäckigen Wunden und Hautausschlägen, in der Literatur auch bei bösartigen Hauterkrankungen und Knochenbrüchen, ist sie sehr hilfreich. Verwendet wird hauptsächlich eine Salbe.

- **Salbe:** 1 Teil Augenvaseline (aus der Apotheke) in einem Topf erhitzen, 1 Teil zerkleinertes Labkraut dazu geben, einmal kurz aufwallen lassen. Vorsicht, es schäumt leicht über! Den Topf vom Herd nehmen, Deckel darauf geben und 12 Stunden stehen lassen. Erwärmen Sie diese Mischung auf kleiner Flamme und drücken dann den Brei durch ein Tuch.
  Diese Salbe füllen Sie in kleine Behälter ab und stellen sie kalt.

Pappel, Populus nigra
Bei entzündeten und verbrannten Hautstellen und bei Geschwülsten verwendet man eine aus Knospen der Pappel bereitete, sehr heilsame Salbe.

- **Pappelsalbe:** 1 Teil gut zerquetschte Knospen in 3 Teilen Wasser ca. 3 Stunden kochen lassen, 2 Teile Schweineschmalz zusetzen und auf kleiner Flamme das Wasser verdunsten lassen. Durch ein Mulltuch streichen.

Salbei, Salvia officinalis
Salbeitee (kalt ansetzen) wird als Bademittel für oder Umschläge bei schlecht heilenden Wunden angewendet.

Rosmarin, Rosmarinus officinalis
wirkt anregend auf den Kreislauf und ausgleichend auf das Nervensystem, hilft bei allen chronischen Schwächezuständen, ist krampflösend und lindert Rheuma-Schmerzen.

- **Rosmaringeist:** kleine Spitzen des Rosmarin-zweiges und Blüten werden zu zwei Drittel in eine Flasche gefüllt und mit 35 % igen Korn gefüllt und die verschlossene Flasche etwa 50 Stunden an einen warmen Ort stellen. Nach dem Filtern gibt man noch etwa 2 g Kampfer auf einen ½ Liter Korn hinzu. Als Einreibemittel bei Quetschungen, hartnäckigem Rheuma...

Sanikel, Sanicula europaea

Sanikel ist bei Verwundungen eines der besten Heilmittel. Bei frischen Wunden und Quetschungen, überhaupt bei offenen Wunden, kann man die zerquetschten, frischen Blätter zu **Auflagen** verwenden. Sie reinigen die Wunden, ziehen die eitrigen Stoffe aus und heilen sehr schnell. Sie können aber auch aus getrockneten Blättern einen Absud kochen und daraus Auflagen machen.

Spitzwegerich, Plantago lanceolata

Bei frischen Schnittwunden und Bisswunden werden zer-kleinerte Blätter aufgelegt. Sie stillen das Blut und heilen; sie liefern also einen guten Notverband. Bei schwer hei-lenden Wunden werden die zerquetschten **frischen Blätter** mit sehr gutem Erfolg aufgelegt, sie bringen auch Erleichterung und Hilfe bei Bienen- und Wespenstichen.

Vogelknöterich, Polygonum aviculare

Die zerstoßenen Blätter und der Saft unterstützen die Wundheilung. Mit dem Tee behandelt man in Form von **Umschlägen** schlecht heilende Wunden.

Vogelmiere, Stellaria media

wird zu Auflagen bei Wunden, Geschwüren und Ausschlägen verwendet.

Zwiebel, Allium cepa

Bei allen offenen und eiternden Wunden, sowie bei Geschwüren helfen **Waschungen** und **Auflagen** mit Zwiebelabsud. Frischer **Zwiebelsaft** lindert den Wundschmerz, wenn er auf die gequetschten Körperteile gestrichen wird.

Erste Hilfe bei Verletzungen

Kleine Beißereien oder Verletzungen kommen immer wieder vor.

Bei einer **verletzte Rute** betupfe ich die Stelle mit **Schwedenkräutertinktur** (aus der Apotheke), lasse sie einziehen und reibe mit **Ringelblumensalbe** ein. Dies wird bis zur Abheilung der Verletzung mehrmals am Tag wiederholt. Danach wird die verletzte Stelle noch einige Tage mit **Johanniskrautöl** eingerieben, damit die Haut geschmeidig wird und nicht wieder aufreißt.

Wunde Pfoten entstehen auf verschiedene Weise: im Winter durch Streusalz, im Sommer durch das Laufen über mit Müll verunreinigtes Gelände usw.

Was können Sie tun?
Reiben Sie die Pfoten morgens und abends mit **Ringel-blumensalbe** oder **Johanniskrautöl** ein.
Sind die Verletzungen schmerzhaft, lassen Sie die Salbe flüssig werden. Dafür stellen Sie die Salbe in der geschlossenen Dose in warmes Wasser. Sie können so die flüssige Salbe in oder auf die Wunde schütten.
Sie werden sehen, so heilen die Verletzungen sehr schnell.

Hautabschürfungen behandeln ich zuerst mit **Schwedenkräutertinktur** und anschließend mit **Johanniskrautöl.**

Ein hervorragendes Mittel bei allen Arten von Insektenstichen ist die **Spitzwegerichtinktur,** die mit einem Wattepad auf die betroffene Stelle aufgelegt wird. Das verhindert meist ein Anschwellen der betroffenen Stelle.

Pflanzen zur Behandlung von Verbrennungen

Bei Verbrennungen ist es wichtig, dass sie sofort unter kaltes, am besten fließendes Wasser gehalten wird. Es gibt als Erste Hilfe keine wirksamere Methode der Schmerzstillung. Außerdem kann dadurch die Blasenbildung gemindert oder verhindert werden. Wir gehen hier von Verbrennungen aus, die höchstens 1.Grades sind und nicht mehr als 10 % der Körperoberfläche erfassen.

Eine sehr gute Wirkung haben, anschließend an die Wasserkühlung oder auch ohne diese, feuchte Verbände mit folgenden Mitteln:

- **Aloe vera:** In jedem Haushalt sollte eine Pflanze stehen. Schneiden Sie ein Blatt ab und träufeln den Saft über die Verbrennung. Sollte noch Saft in dem Blatt sein, legen Sie es in Alufolie eingewickelt in den Kühlschrank und verwenden es später weiter. Dieser Saft kühlt und lindert den Schmerz. Ich habe persönlich sehr gute Erfahrungen damit gemacht.

- **Arnika, Arnica:** Als Tinktur in Verdünnung 1:10 oder 1:20, 1EL pro Tasse Wasser für Waschungen oder Umschläge. Man kann auch Tee oder Frischsaft verwenden.

- **Bärenklau, Acanthus** (darf nicht verwechselt werden mit dem Heracleum Sphondylium). Äußerlich wird der schleimige, klebrige Saft von Wurzeln, Stengeln und Blättern bei Verbrennungen angewendet.

- **Beinwell, Symphytum:** als Frischbrei aus der Wurzel (Kytta-Plasma ®) oder als frischer Saft.

- **Brennnessel, Urtica urens:** als Tinktur, Anwendung wie Arnika. Eine Mischung aus Arnika- und Brennnessel-Tinktur ist das Combudoron ® (Weleda). 1TL Tinktur mit 1EL lauwarmem Wasser vermischen, eine Kompresse eintauchen, auf die verbrannte Stelle legen. Bringt schnelle Linderung bei Schmerzen.

- **Heidelbeere, Vaccinum myrtillus:** die Blätter werden als Aufguss (1-2 TL mit ¼ Liter kochendem Wasser übergießen) zu Umschlägen bei Verbrennungen angewendet.

- **Holunder, Sambucus:** Bei leichten Verbrennungen ohne Hautverlust wird stündlich eine grüne Holunderrinde aufgelegt.

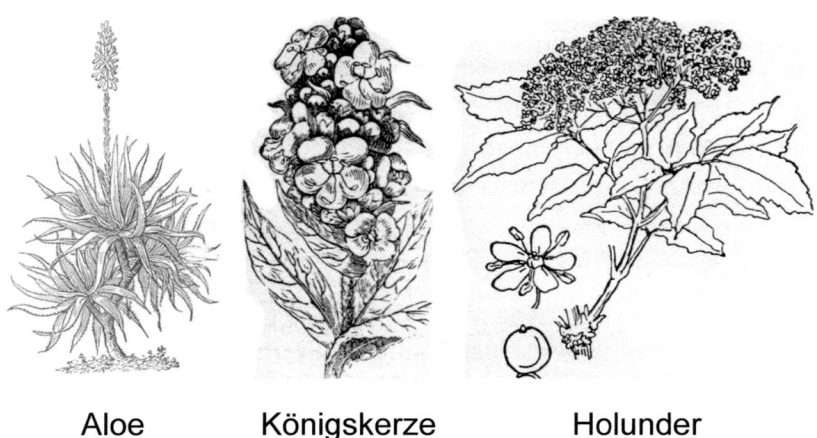

Aloe　　　　Königskerze　　　　Holunder

- **Johanniskraut, Hypericum:** Sehr hilfreich sind Rotöl oder Umschläge mit frischen Saft oder Tee bei frischen Verbrennungen.

- **Königskerze, Verbascum:** Die Blüten auspressen, den Saft mit etwas Essig vermischen und auf die Verbrennungen auftragen; kühlt und lindert den Schmerz; hilfreich ist auch ein aus den Blüten zubereitetes Öl.

- **Ringelblume, Calendula:** Als Tinktur oder Tee für Umschläge oder Waschungen.

- **Weiße Lilien:** Blüten auf frische Brandwunden aufgelegt sind ein gutes Heilmittel bei Brandwunden, ebenso wie Olivenöl, das, über die Blüten gegossen, 4 Wochen in der Sonne stehen gelassen und ab und zu geschwenkt wird, dann abseihen und kühl aufbewahren. Auf die Brandwunden aufgetragen.

Pflanzen gegen Geschwüre, Abszesse und eitrige Wunden

Um die Reifung eines Abszesses zu beschleunigen können Kataplasmen, das sind Aufschläge mit einem Brei aus Heilpflanzen in einem Leinensäckchen oder auf ein Leinentuch aufgestrichen, so warm als möglich aufgelegt werden. Als Schutz gegen das schnelle Abkühlen wird ein Woll- oder Flanelltuch darüber gelegt. Das Kataplasma nach dem Abkühlen erneuern.

Folgende Pflanzen haben eine **eiterziehende** Wirkung:
- **Andorn, Marrubium:** Er wärmt, zerteilt und trocknet. Aus den Blättern wird der Saft gepresst, mit Honig vermischt, auf einen Lappen aufgetragen und auf die Geschwüre gelegt. Andorn-Tee innerlich unterstützt die Heilung.

- **Eiche, Quercus:** Eine starke Abkochung von Eicherinde wird mit Schweineschmalz verrührt, auf ein Stück Leinen gestrichen; kühlt und heilt.

- Grüne **Salbeiblätter** und **Brennnessel** werden vermischt und durch den Fleischwolf gedreht, auf ein Leinenläppchen gestrichen und auf Geschwüre aufgelegt.

- **Wollblumenblätter** (=Königskerze) werden in Milch gekocht und auf die geschwürige Stelle aufgelegt.

- **Sonnenhut, Echinacea:** die Tinktur hilft bei Entzündungen, Eiterungen, Furunkeln und stärkt die Abwehrkräfte.
  Heilsalbe: 90 g Lanolin und 10 g Echinacea-Tinktur werden zu einer geschmeidigen Salbe gerührt. Für Wunden aller Art.

- 25 g fein zerriebenen **Bockshornsamen** in 1/8 Liter Wasser unter Rühren zu einem Brei verkochen lassen, auf ein Leinenläppchen streichen und ganz warm auflegen. Mit einem Flanelltuch abdecken.

- Ganze oder zerstoßene **Leinsamen** werden in ein Leinentuch gefüllt, in heißem Wasser erweicht und auf den Abszess aufgelegt. Mit einem Wolltuch abdecken.

- Für ein **Kartoffelsäckchen** kochen Sie Kartoffeln in Schale, geben sie in ein Leinensäckchen und zerdrücken sie. Diese Auflage auf den Abszess legen, nach dem Erkalten abnehmen. Öfters wiederholen.

- Um ein **Zugpflaster** herzustellen zerquetschen Sie **Brennnesselblätter** und vermischen Sie diese mit etwas Salz. Auf den Abszess legen.

- Um eine kräftige **Zug- und Heilsalbe** herzu-stellen, mischen Sie Honig und Presshefe zu gleichen Teilen fein durcheinander und rühren die gleiche Menge Weizenmehl darunter. Streichen Sie die Salbe auf ein Leinenläppchen und legen es auf den Abszess auf. Diese Salbe muss bei Bedarf immer frisch gemacht werden.

- **Roggenbrot mit Schmalz** gut durchkauen, auf einen Lappen streichen und auflegen. Ich habe das als Kind als eine sehr wirkungsvolle Zugsalbe kennengelernt. Man kann aber auch mit **Roggenkleie**, in Wasser gekocht, Umschläge machen.

- **Abszessbehandlung: Zinnkraut** wird mit kochendem Wasser überbrüht. Das heiße Kraut wird zwischen zwei Tücher gelegt. Diese Kompresse geben Sie auf die zu behandelnde Stelle und wickeln ein dickes Tuch herum, damit die Wärme erhalten bleibt Wiederholen Sie dies mehrmals am Tag. Erschrecken Sie nicht, die Wunde kann sehr schlimm aussehen, weil dadurch Eiter aus der Wunde gezogen wird. Zur Nachbehandlung versorgen Sie die Wunde mit einem Tee aus **Schwedenkräutern** und **Ringelblumensalbe**.

- Eine wirkungsvolle Abszess-Zugsalbe stellen Sie selbst her:
  RP.: Sieden Sie **Alpenveilchenblätter** (Cyclamen purpuranscens) in Schweinefett, seihen Sie durch ein Tuch und geben es in ein Töpfchen.

- **Zugpflaster:** Heilerde wird mit einem Absud aus gleichen Teilen **Zinnkraut** und **Huflattich**, sowie etwas **Apfelessig** vermischt, auf ein Läppchen gestrichen und aufgelegt.

- Selbst wenn bei eitrigen Wunden bereits die Drüsen angeschwollen sind, können Sie mit **Heublumendunstwickeln** noch etwas erreichen. Das Heublumensäckchen (aus der Apotheke) wird in einem Sieb über dem dampfenden Wasser erhitzt, aufgelegt und eingepackt (siehe Wickel). Mehrmals wechseln.

Pflanzen bei Verstauchungen, Verrenkungen und Knochenbrüchen

Ihr Hund hinkt? Er läuft auf drei Beinen? Ein Gelenk ist verdickt und schmerzt? Er hat einen Bluterguss? Dann müssen Sie Ursache herausfinden?

- Ist es eine **Verrenkung?**
  Dann ist die Form des Gelenks verändert, ist schmerzhaft und geschwollen und muss vom Arzt behandelt werden.

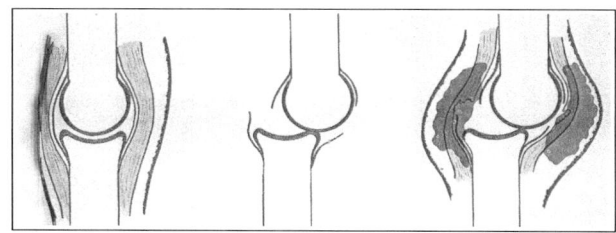

- Ist es eine **Verstauchung?**
  Dann ist das Gelenk geschwollen und schmerzhaft und hat große Hämatome.

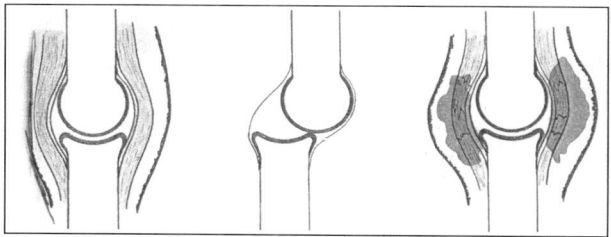

- Ist es eine **Quetschung des Gelenks?**
  Dann ist es berührungsempfindlich, hat eventuell eine Schwellung und Hämatome.

- Ist es ein **Knochenbruch?**
  Dann sieht man eine abnorme Beweglichkeit und unnatürliche Stellung der Gliedmaße. Er muss vom Arzt behandelt werden. Sie können aber die Knochenheilung mit entsprechenden Pflanzen unterstützen.

  Bei Frakturen (Knochenbruch) hilft eine Salbe aus Schweineschmalz, **Schafgarbe** und **Spitzwegerich** .

- **Arnika, Arnica montana:** Sie sollten im akuten Stadium darauf achten, dass das verletzte Teil ruhig gestellt wird. Machen Sie **Kompressen** mit kaltem Wasser (½ Liter) und geben 1 Esslöffel **Arnikatinktur** hinzu. Die Kompresse häufig wechseln! Arnika ist durchblutungsfördernd und hat eine aufsaugende Wirkung, die wichtig bei Blutergüssen ist. Sie hilft bei Quetschungen, Zerrungen von Muskeln und Sehnen, sowie bei Faserrissen. Schmerzen werden auffallend schnell gelindert.

- **Beinwell, Symphytum officinalis:** Bei Knochenbrüchen, Verrenkungen, Verstauchungen und Zerrungen helfen gegen Schwellungen und Schmerzen Umschläge mit dem **Kytta-Plasma ®** , einer Zubereitung aus der Beinwellwurzel, **Breiumschläge** oder **Beinwellsalben**. Aber auch warme

Umschläge mit einem **Beinwell – Auszug** haben sich bewährt.

Dafür kochen Sie 100g zerkleinerte Beinwellwurzeln 10 Minuten in 1 Liter Wasser, seihen ab. Als innerliche Unterstützung geben Sie **Beinwelltee**, **Beinwelltinktur** oder eine homöopathische Zubereitung **(Symphytum** D2, 3 – 5 x tgl. 5 – 10 Tropfen).

Eine sehr hilfreiche **Einreibung** ist folgende Mischung: 1 Teil Beinwelltinktur, 1 Teil Ringelblumentinktur, 1 Teil Johanniskrautöl. Damit reiben Sie das verletzte Körperteil 5 x täglich ein. Wichtig ist das regelmäßige Einreiben! Übrigens: Sollten Sie einmal unter einer Ischialgie leiden, so versuchen Sie auch diese Einreibung.

- **Apfelbaum, Pirus malus:** Bei offenen Wunden, Quetschungen und Beulen macht man 3 x täglich Umschläge mit Apfelweinessig, lässt den Umschlag aber nur eine Minute lang liegen.

Knochenbrüche heilen schneller und Entzündungen wird vorgebeugt, wenn innerlich Apfelweinmolke gegeben wird (je nach Größe 3 x 1 – 2 TL täglich). Dafür mischt man zu gleichen Teilen Apfelwein, Milch und Wasser und verbessert den Geschmack mit Honig. Die Schmerzen lassen nach, wenn Umschläge mit kaltem Apfelwein lange liegen bleiben.

- **Franzbranntweineinreibung:** Eine kleine Flasche wird zu zwei Drittel mit Franzbranntwein gefüllt und soviel Salz darauf geschüttet, dass die Flasche voll ist. Gut durchschütteln und dann etwa eine halbe Stunde warten, bis sich das Salz gesetzt hat und der Franzbranntwein wieder klar ist. Das Mittel ist gebrauchsfertig und darf bei späteren Anwendungen nicht mehr geschüttelt werden. Will man neuerlich eine Flasche ansetzen, so wird der Bodensatz beibehalten und nur Franzbranntwein darauf geschüttet, tüchtig geschüttelt und stehen gelassen.

  Hilfreich für Umschläge und Einreibungen bei Verrenkungen, offenen Wunden, Kreuz- und Gliederschmerzen, Lähmungen.

- **Hauswurz, Sempervivum:** Bei Verstauchungen ist die **Hauswurzsalbe** sehr hilfreich.

  1 Teelöffel Bienenwachs in ein Glas geben und im heißen Wasserbad gut umrühren bis es schmilzt. Dann geben Sie 4 Esslöffel Öl (besonders gut ist Johanniskrautöl) und 4 Esslöffel pürierte Hauswurz und einige Tropfen Arnikatinktur dazu. Alles gut rühren, bis die Salbe abgekühlt ist. Kühl aufbewahren!

- Einreibungen mit **Lorbeeröl** bessern Verstauchungen, Verrenkungen und Zerrungen.

- **Odermennig, Agrimonia eupatoria:** Bei Verstauchungen in Verbindung mit Quetschungen hat sich folgende Salbe bewährt:
Salbe: 1 Teil Beinwelltinktur, 2 Teile Odermennigsalbe aus Schmalz und 1 Teil Johanniskrautöl mischen.

  Bei langhaarigen Tieren ist eine **flüssige Mischung** besser:
1 Teil Odermennig – Ölauszug, 1 Teil Johanniskrautöl, 1 Teil Beinwelltinktur. Diese Mischung tragen Sie mehrmals täglich auf, bzw. reiben ein. Sie bringt eine rasche Besserung und wirkt außerdem schmerzlindernd.

- **Pestwurz, Petasites:** Kneipp empfiehlt bei Verrenkungen, Verstauchungen und Brandwunden: frische Blätter ganz oder zerquetscht auflegen.

- **Roggenbrot** wird geröstet, in **Essig** eingeweicht und auf das schmerzende Gelenk gelegt; das hilft gegen die Schmerzen und verhindert Entzündungen..

- **Schafgarbe, Achillea:** Umschläge mit Tee oder frisch gepressten Saft der Schafgarbe sind sehr wirkungsvoll bei Knochenbrüchen und frischen Wunden.

- Eine ausgezeichnete **Heilsalbe** wird folgen-der-maßen hergestellt: Blätter, Blüten und zarte Spros-sen von Schafgarbe, Gundermann und rote Him-beeren werden zerquetscht und mit der gleichen Menge Augenvaseline (Apotheke) in einem großen Topf erhitzt, kurz aufwallen lassen (Ach-tung! Darf nicht überschäumen!), den Topf vom Herd nehmen, Deckel darauf geben und 12 Stun-den stehen lassen. Die Mischung erwärmen und den Brei durch ein Tuch drücken; abfüllen und kühl stellen.

- **Weinraute** ist ein gutes Mittel, wenn es um die Folgen von Knochenhautverletzungen geht. Sie wirkt besonders gut bei Verstauchungen der Fuß-gelenke. Wirkt auf Sehnen, Knochen und Kno-chenhaut. **Umschläge** bei Verstauchungen und Verrenkungen.

- Schmerzstillend sind auch **Zwiebelbreiumschlä-ge**. Dafür stellen Sie folgenden Brei her: die Zwie-bel sehr fein hacken, Wasser und etwas Salz dar-unter mischen und verrühren.

Ist der akute Zustand abgeklungen, so hat der vierbeini-ge Patient meist noch längere Zeit Beschwerden.

Hier ist **Heißluft** angebracht. Sie können das verletzte Glied bewegen, während Sie heiß fönen.
Anschließend reiben Sie die gerötete Haut mit einem Pflanzenspiritus ein. Dafür eignen sich eine ganze Reihe von Heilpflanzen.

Der Hund hat's im „Kreuz"

Der Hund kann nicht mehr richtig laufen? Er zieht die Hinterbeine nach oder kann nicht mehr richtig aufstehen? Was ist da zu machen?

Versuchen Sie es mit folgender Mischung:
- 1 Teil Johanniskrautöl
- 2 Teile Beinwelltinktur

Damit reiben Sie seine Wirbelsäule alle 3 Stunden, bei erkennbarer Besserung 2 x täglich ein.

Innerlich bekommt er anfangs stündlich, bei Besserung noch zwei Tage lang 3 x täglich folgende homöopathische Mittel: Arnica D6, Hypericum D3, Nux vomica D6, Bryonia D6.

Versuchen Sie es doch mal mit folgenden Rezepten bei Kreuz- und Gelenkschmerzen:

- Geben Sie wilde **Kastanienblüten** in eine Flasche und schütten Spiritus auf, lassen das ganze 2 – 3 Wochen stehen, seihen ab und reiben die schmerzhaften Körperteile 3 – 4 x tgl. damit ein.

- Je 25 g getrocknete **Arnika-, Kamillen-** und **Kastanienblüten** und je 30 g **Rosmarin** und **Kalmuswurzeln** (zerkleinert) werden 14 Tage in ¾ Liter Spiritus angesetzt, danach abgeseiht.

- **Wacholderbeeren** (1 Handvoll) werden zerquetscht und in ¾ Liter Spiritus, Wein oder Branntwein angesetzt. Damit reiben Sie die schmerzende Stelle ein.

- Nicht zu unterschätzen ist der **Heublumensack.** Man füllt ein Leinensäckchen mit Heublumen (2 – 3 Finger hoch) und gibt ihn in einen Topf mit kochendem Wasser, zugedeckt 10 Minuten ziehen lassen, danach vorsichtig ausdrücken und so heiß wie möglich auf die schmerzende Stelle legen. Mit einem Wolltuch abdecken, damit sich die Wärme lange halten kann. Man kann das Säckchen fertig gefüllt in Apotheken kaufen und auch einige Male verwenden.

- Ein altes Hausmittel ist auch das **Kirschkernsäckchen.** Ein Leinensäckchen wird mit trockenen Kirschkernen gefüllt, im Backofen heiß gemacht, auf die schmerzende Stelle gelegt und mit einem Wolltuch abgedeckt.

  Das **Kirschkernsäckchen** können Sie auch in die Kühltruhe legen, dann hilft es gegen akute Entzündungen und auch bei Insektenstichen.

- **Knoblauchessig** hilft bei schmerzenden Gelenken, aber auch bei Kreuzschmerzen.
  Schälen und pressen Sie ca. 100 g Knoblauch und schütten ½ Liter Apfelessig darüber, lassen ihn 3 Wochen bei Zimmertemperatur stehen. Schütteln Sie ihn immer wieder und seihen ihn dann ab. Machen Sie damit einen Umschlag oder reiben die schmerzenden Stellen ein.

- Ein weiterer Versuch wäre **Teufelskralle** (Harpagophytum procumbens), allerdings muss sie über einen längeren Zeitraum gegeben werden. Sie wirkt leicht entzündungshemmend und hilft Rücken- und Gelenkschmerzen.

- Für mich kommt immer auch ein Wickel mit **Retterspitz Animal Liquid** und/oder **Retterspitz Animal Muskel- und Bewegungscreme** mit den Hauptwirkstoffen Thymian, Rosmarin und Arnika infrage.

Der Bandscheibenvorfall (Dackellähme, Diskopathie)

Gerade kurzbeinige Rassen, wie Dackel, Beagles, Pekinesen usw. leiden besonders darunter, aber auch alle anderen Rassen können daran erkranken.

Ich wünsche es ihnen nicht, aber es ist gar nicht so selten, dass ein Hund unmotiviert im Liegen, Stehen oder Laufen aufschreit.

Wenn Sie nun feststellen, dass beim vorsichtigen Abtasten des unteren Drittels der Wirbelsäule die Bauch- und Lendenmuskeln verkrampfen, könnte es ein Bandscheibenvorfall sein.

- Ich empfehle folgendes:
geben Sie 10 Tropfen **Nux vomica D6** alle 2 Stunden. Reiben Sie mehrmals täglich die untere Wirbelsäule mit der **Johanniskrautöl-Beinwelltinktur**-Mischung ein.

Sollte sich der Zustand in den ersten zwei Tagen verschlechtern, so spricht man in der Homöopathie von einer „Erstverschlimmerung". Das Befinden sollte sich jedoch ab dem dritten Tag bessern. Danach geben Sie Nux vomica nur mehr 3 x täglich, vier Wochen lang.

Tritt keine Besserung ein, so sollten Sie einen Tierarzt oder Tierheilpraktiker aufsuchen, der über die notwendige Therapie entscheiden wird.

Probleme mit den Augen?

Augenkrankheiten gehören in die Behandlung eines Tierarztes oder Tierheilpraktikers.

Aber viele Hunde, die große, vorstehende Augen haben, wie z.B. Pekinesen und Cavalier King Charles – Spaniels, ebenso Jagdhunde, die ständig durch Dickicht müssen, neigen zu Bindehautkatarrhen. Dem können Sie vorbeugen:

Augentrost (Euphrasia officinalis): Glykoside, Flavonoide und Bitterstoffe wirken entzündungshemmend und zusammenziehend, Gerbstoffe lassen Schwellungen abklingen und hilft bei Bindehautentzündungen, Schwellungen der Augenlider und Gerstenkorn.

- Am einfachsten ist es, wenn Sie die homöopathische Zubereitung **Euphrasia D3** oder D6, oder ev. auch D30 3 – 4 x täglich 1 – 2 Tropfen in den

Bindehautsack träufeln. Denken Sie daran, immer beide Augen zu behandeln.

- **Augentrost-Tinktur:** 30g Fenchel, je 50g Gartenraute und Augentrostkraut, je 20g Baldrianwurzel und Frauenmantelkraut, 9g Aloe in 1 Liter Branntwein (70 %) ansetzen, 10 Tage in die Wärme stellen, die Kräuter abseihen und auspressen. 2 – 5 x täglich 5 – 10 Tropfen.

Wichtig! Kamille darf nicht am Auge angewendet werden! Es besteht die Gefahr der Schleimhautreizung und als Folge eine Bindehautentzündung. Man sah auch schon kleine Läsionen an der Hornhaut nach lokalen Behandlungen mit Kamille!

- **Für Umschläge:** 40 g Augentrost, 35 g Wegerich, 25 g Fenchel; Tee aus 1 TL der Mischung mit einer Tasse kochendem Wasser ziehen lassen, abfiltern; morgens und abends einige Tropfen ins Auge träufeln oder damit Umschläge machen.

- Bei allen, auch eitrigen Bindehautentzündungen helfen einige Tropfen **Honigwasser** (Honig mit abgekochtem, lauwarmem Wasser vermischen), die man 4 – 5 x täglich in die Augen träufelt.

- Kneipp empfahl, **Puderzucker** in das entzündete und eitrige Auge zu blasen. Das nimmt den Eiter aus dem Auge (ebenso bei eitrigen Wunden anderswo).

- Feuchte (nie nasse!) Umschläge auf das Auge mit **essigsaurer Tonerde**; häufig wechseln.

- **Umschläge** mit Euphrasia (Augentrost), Calendula (Ringelblume) und Arnika

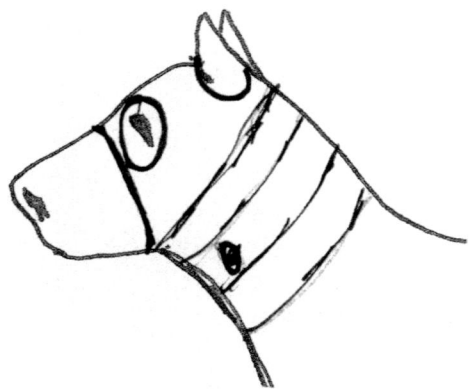

- **Augentropfen:** 30g Himbeerblätter, 20g Löwenzahn, 20g Walnussblätter, 10g Rosenblätter, 20 g Tormentillwurzel; 1 TL gemischte Kräuter mit 1 Tasse kochendem Wasser übergießen, ziehen lassen, abfiltern; morgens und abends einige Tropfen in die Augen träufeln.

- **Augensalbe:** 20g Wermut, je 5g Aloe und Fenchel, gut getrocknet, fein pulverisiert und durchgesiebt in ½ Liter Wasser und 1 TL Honig ca 5 Minuten kochen erkalten lassen und in einen Tiegel füllen. Mit einem Glasgriffel oder einem feinen Holzstäbchen die Salbe abends unter das obere Augenlid streichen.

- Zerquetschen Sie frischen **grünen Storchen-schnabel** (Geranium robertianum L.) und binden dies über die Augen. Haben Sie nur getrocknetes Kraut zur Hand, weichen Sie es ein und legen es auf.

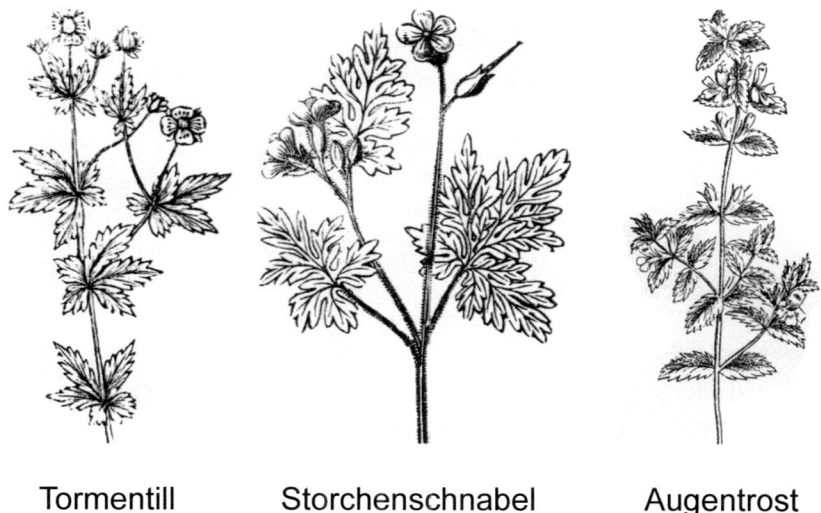

Tormentill   Storchenschnabel   Augentrost

Die Ohren müssen behandelt werden!

Ohrenentzündungen sind ja nicht selten. Was können Sie tun?

Die Reinigung des Ohres mit einem Wattestäbchen ist nicht sehr sinnvoll, da das Cerumen (Ohrenschmalz) weiter ins Ohr geschoben wird. Reinigen Sie die Ohren mit einigen Tropfen **Ringelblumen-Tinktur,** die Sie in den Gehörgang einmassieren und geben danach etwas **Johanniskrautöl** dazu, um eine Reizung durch den Alkohol zu verhindern. Ihr Hund wird gleich darauf den Kopf sehr heftig schütteln und dadurch den Schmutz nach außen befördern. Geben Sie nun **Ringelblumensalbe** auf einen Wattebausch und säubern die Ohrmuschel. Die sauberen Ohren durchlüften, bei langen Hängeohren kann man mit einem Fön auf niedriger Stufe nachhelfen oder die Ohren hoch binden.

Zur Vorbeugung träufeln Sie 1 x monatlich etwas **Johanniskrautöl** ins Ohr.

Kneipp empfiehlt bei einer Ansammlung von Cerumen im Ohr eine lauwarme Einspritzung mit einer Abkochung von 6 – 8 Stück grünen und trockenen **Holunderblättern.**

Bei Ohrenentzündungen wird der Saft von frischen **Basilikumblättern** einige Tage ins Ohr geträufelt.

Bei einer Entzündung des äußeren Ohres kann auch ein **Apfelessig – Ohren – Dampfbad** hilfreich sein. Es lindert den Schmerz und hemmt die Entzündung: 1 Tasse Apfelessig und 2 Tassen Wasser erhitzen, in eine Tee-

oder Kaffeekanne umfüllen und das Ohr „bedampfen". Passen Sie auf, dass Sie das Ohr nicht verbrennen!

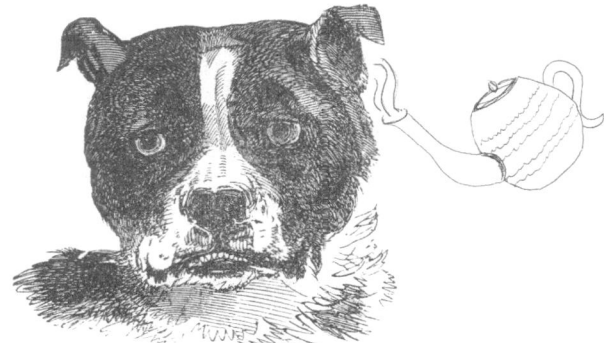

Bei Ohrenschmerzen hilft eine Auflage aus **Zwiebeln**. Wickeln Sie Zwiebelstückchen in ein Tuch, kochen es kurz in Wasser auf, drücken das Säckchen kurz aus und legen es vorsichtig hinter das Ohr und befestigen es mit einem Verband. Senföle wirken keim- und entzündungs- hemmend, Wärme lindert.

Um einen Wickel am Ohr zu befestigen, können Sie bei kleinen Hunden auch eine Wollmütze verwenden.

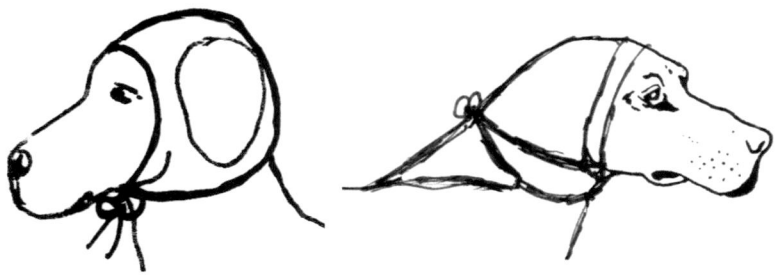

Ein sehr altes Mittel gegen Ohrenschmerzen ist:

- **R.P.:** frische junge Zwiebel auspressen und diesen Saft mit Holunderblüten erwärmen; zugedeckt eine Stunde stehen lassen. Anschließend Blüten herausnehmen, erwärmen, bis die Temperatur angenehm ist, aus Watte kleine Kügelchen formen, mit dem Saft tränken und in das schmerzende Ohr stecken, mit einem Wickel befestigen und mehrere Stunden liegen lassen.

Ebenfalls aus der Volksmedizin kommt dieses Rezept:

- **R.P.:** kochen Sie aus einer trockenen Pfefferonischote einen Tee, rühren Sie in diesen Mehl ein, machen also einen Pfefferoniteig. Diesen Teig legen Sie heiß zwischen zwei Leinentücher über das kranke Ohr. Der Schmerz wird in wenigen Minuten verschwinden. **Achtung!** Passen Sie auf, dass nichts ins Auge kommt! Es brennt dann ganz fürchterlich.

Die leidigen Hautgeschichten

Hautprobleme sind bei unseren Hunden nicht mehr selten.

Die Ursachen sind vielfältig.
Oft sind es Fütterungsfehler, es können aber auch Symptome einer Nieren- oder hormonellen Krankheit sein. Bei rundem Haarausfall sollte man an Pilze denken.

Wichtig ist vor allem, dass die Ernährung umgestellt wird. Dazu gibt es viele Tabellen oder Vorschläge.

Sie können sich in der Apotheke eine **Salbe aus Birkenteer,** die bei Hautschäden sehr wirksam ist, zubereiten lassen. Sie selbst herzustellen ist zu aufwendig.

Innerlich geben Sie **Brennnesselsamen** (3 x täglich 1 TL) und etwa 8 **Bierhefetabletten** täglich. Getrocknete Brennnesseln, unter das Futter gemischt, wirken stoffwechselanregend bei Hautproblemen.

Ackerschachtelhalm (Equisetum arvense) hat wegen des hohen Kieselsäuregehalts eine stärkende Wirkung auf das Fell. Wird verwendet für Waschungen, Umschläge oder Kompressen.

Fügen Sie dem Futter über längere Zeit klein geschnittene **Alantwurzeln** dazu.
Alantwurzelwasser, 30g auf 1 Liter Wasser; lindert Juckreiz und Hautausschläge.

Bei Ekzemen und schlecht heilenden Wunden ist das **Klettenwurzelöl** eine großartige Hilfe.

- 1 Handvoll getrocknete Wurzeln in kleine Stücke schneiden und mit etwas Spiritus übergießen. Nach 6 – 8 Tagen ½ Liter Öl auf diese Lösung gießen und 3 – 4 Wochen lang warm stehen lassen; täglich schütteln. Die Flasche nicht zukorken, sondern mit durchlöchertem Pergamentpapier zubinden, damit der Spiritus entweichen kann. Mit diesem Öl die zu behandelnden Stellen einreiben.

Umschläge mit **Stiefmütterchen-Absud** können Ekzeme und Hautausschläge lindern. Eine **Tinktur** aus aus Kraut und Wurzel ist sehr wirksam. Innerlich hilft ein Tee bei chronischen Hautausschlägen:

- **Tee:** 1 EL getrocknetes Kraut und Blüten, 1 EL Fenchelsamen, in ¼ Liter Wasser langsam 15 Minuten kochen, abseihen, über den Tag verteilt geben.

Bei Ausschlägen waschen Sie Ihren Hund mit folgendem **Kräuterabsud:**

- zu gleichen Teilen Salbei, Wermut und Eichenrinde mischen, 5 Minuten kochen lassen und kalt zum Waschen verwenden.

Kamillentee hilft äußerlich als Waschung oder Kompresse bei gereizter Haut und schlecht heilenden Wunden. Die Kamillensalbe lindert Hautausschläge und juckende Haut.

Ebenso helfen Umschläge mit **Ringelblumentee** oder -**Tinktur** bei gereizter Haut oder Pilzbefall.

Wichtig! Kein Knoblauch bei entzündlichen Hauterkrankungen!

Akute Ekzeme beginnen mit einer Hautrötung und fangen später an zu nässen. Häufig entsteht unter Beteiligung von Bakterien ein eitriges Ekzem. Es heilt unter Krusten- und Schuppenbildung ab.

Chronische Ekzeme haben eine charakteristische Schuppen- und Krustenbildung, später folgt eine Gewebsvermehrung. Bei den verschiedenen Rassen können wir Ekzeme an bestimmten Stellen finden, so z.B. das Rückenekzem der Schäferhunde, Ohrrandekzeme der Dackel, Nasenrückenekzeme bei Collies oder Lefzenekzeme der Cocker-Spaniels.

Eigentlich können Ekzeme an allen Körperstellen auftreten, hauptsächlich finden wir sie aber am Kopf, Schulter, Rücken und Analgegend.

- **Am Hals** entstehen Ekzeme meist durch Halsband oder Flohhalsband

- **An der Nase** finden wir sie durch das Tragen von Maulkörben

- **Ohrrandekzeme** finden wir bei langohrigen Hunden durch den ständigen Kontakt mit Schmutz, aber auch bei einer Insektenallergie auf Fliegen und Mücken

- **Ekzeme um die Augen** finden wir bei Bindehautentzündungen, verursacht durch den scharfen Ausfluss der Augen

- **Zwischenzehenekzeme** werden durch Gräsern, Schmutz, Staub, Pflanzen und Grannen, oder im Winter durch das Streusalz ausgelöst, oder – häufig bei Pudel – durch das Verkleben von Haaren zwischen den Ballen

- **Fußsohlenekzeme** sind entweder allergischer oder lokaler Natur. Die Fußsohlen sind gerötet, meist feucht mit Exsudatbildung, hervorgerufen durch das Lecken. Die Fußsohle ist oft angeschwollen und schmerzhaft. Untersuchen Sie die Fußsohle gründlich, als lokale Ursache könnte es auch ein Dorn sein, der in der Sohle steckt.

- **Analekzem** bildet sich häufig als Folge einer Analdrüsenentzündung, kann aber auch selbständig entstehen.

- **Hodensackekzeme** finden wir nach Flohbissen, können aber auch selbständig entstehen.

- **Rückenekzem** tritt häufig als überempfindliche Reaktion drahthaariger Rassen auf.

Länger bestehende Ekzeme haben eine verstärkte Verhornung, Verdickung und Verfärbung der Haut zur Folge. Die Hunde kratzen und scheuern sich durch den ständigen starken Juckreiz zum Teil blutig, Keime können „ein-

gerieben" werden und eine Pyodermie (Vereiterung) entstehen. Eine spontane Abheilung ist selten, häufig kommt
es zu Rezidiven.

Letzten Endes kann nur ein Fachmann die Ursache einer
Hauterkrankung erkennen. Warten Sie nicht zu lange mit
dem Besuch!

Was kann helfen?
- Tee von Weidenrinde, Löwenzahn- und Enzian-
  wurzeln;

- Bei starkem Hautjucken: 30 g Wermut, 10 g Alant,
  30 g Erdrauch, 10 g Ehrenpreis, 10 g Storchen-
  schnabel, 10 g   Quecke. Die trockenen Kräuter
  werden pulverisiert (mit der Kaffeemühle), gemischt und tgl. je nach Größe des Tieres 4 – 8
  Teelöffel über das Futter gegeben.

- Bäder und Waschungen mit Zinnkraut, Eichenrinde oder Kamille stillen den Juckreiz.

- Kühlende Umschläge mit Zusätzen wirken entzündungshemmend und juckreizstillend:
  Stiefmütterchen (Viola tricolor), 2 Teelöffel auf ½
  Liter Wasser überbrühen, abkühlen lassen und innerlich wie äußerlich anwenden.

- Waschungen mit **Melaleuka-Öl** (Teebaum-Öl) 1
  Tropfen auf 1 Glas Wasser.

- **Retterspitz Animal Liquid** mit kaltem Wasser 1:3 verdünnen, die Umschläge halbstündlich bis stündlich erneuern und anschließend **Retterspitz Animal Wund- und Schrundensalbe** (aus der Apotheke) auftragen.

- **Sauerkrautsaft** mit **Maismehl** mischen und zu einer Creme verarbeiten, auf die betroffenen Stellen auftragen, **Auflagen** mit rohem **Sauerkraut** oder **Kompressen** mit **Sauerkrautsaft** sind kühlend und nehmen den Juckreiz.

Es juckt?

Ihr Hund kratzt sich ständig, er hat Quaddeln auf der Haut, die einige Tage zu sehen sind? Sie jucken sich auch? Dann können es Flöhe sein.

Was können Sie tun?
Prophylaktisch können Sie **Knoblauch** füttern, sollten es aber nicht übertreiben, da Knoblauch in größeren Mengen für Ihren Hund giftig sein kann.

Sie können das Fell mit **Melaleuka- Öl** besprühen, und den Hund regelmäßig mit einem Shampoo (1 TL Tiershampoo und 2 Tr. Melaleuka – Öl) baden, etwas einwirken lassen! Sie können auch einige Tropfen Melaleuka – Öl auf einen feuchten Schwamm träufeln und das Fell damit abreiben. Es soll auch gegen Mücken und Bremsen helfen. Vorsicht jedoch bei den Augen!
Melaleuka hat einen antiparasitär wirkenden Pflegeeffekt

und kann auch zur Vorbeugung eingesetzt werden. Das Öl ist innerlich wie auch äußerlich angewendet ungiftig. Bei Boxern wurden Überempfindlichkeiten beobachtet. Deshalb: nur verdünnt anwenden!

Flohhalsbänder sollten nur gesunde, nicht zu junge Hunde tragen. Achten Sie auf die Gebrauchsanweisung. Ein Nachteil ist sicher der ständige Kontakt mit dem Gift.

Bei Flöhen sind Puder, Lösung oder Spray mit dem Wirkstoff **Pyrethrin** zu empfehlen. Das tötet die Flöhe sofort. Pyrethrin wird aus Chrysanthemen gewonnen und ist ein natürliches Insektenvernichtungsmittel. Es ist auch für Welpen geeignet. **Rotenon** ® (Puder) wird oft mit Pyrethrin kombiniert, ist ungiftig und wird gegen Flöhe und Läuse eingesetzt. Sie erhalten diese Produkte bei Ihrem Tierarzt.

Geben Sie zur Vorbeugung auf das Hundehalsband ein paar Tropfen eines **ätherischen Öls**, wie z.B. Lavendel, Geranie, Eukalyptus, Zitronengras. Sie können auch **Anisöl** versuchen. Übertreiben Sie nicht. Hunde haben ein sehr empfindliches Geruchsorgan!

Lavendelblüten schützen vor Flöhen. Geben Sie ein Lavendelkissen ins Hundekörbchen oder einige Tropfen Lavendeltinktur auf sein Kissen.

Um Erfolg zu haben, muss stets die **Umgebung** zur Bekämpfung der Flöhe mit einbezogen werden (Polster, Teppiche, Risse und Spalten im Fußboden, das Lager der Hunde,... aber auch alle anderen Tiere im Haushalt).

Für die Fußboden- und Oberflächenreinigung nimmt man 20 Tropfen Melaleuka- Öl auf 1 Liter Wasser. Diese Behandlung muss sich periodisch wiederholen.

Läuse sind relativ selten.

Pilzerkrankungen der Haut

Ein gesunder Körper erkrankt nicht an einer Pilzinfektion.. Nur wenn das Immunsystem geschwächt oder beschädigt ist, kann es zu Erkrankungen kommen. Bakterien sind nicht nur krankmachende Keime, sondern werden dringend benötigt für die Verdauung, für die Bildung von Vitaminen, aber auch für die Abwehr von Pilzen auf der Haut und im Körperinneren. So ist es auch zu verstehen, dass die Gabe von Antibiotika sehr häufig eine Mykose (Pilzinfektion) als Folge hat, denn dadurch werden nicht nur krankmachende, sondern auch nützliche Bakterien vernichtet.

Pilze beschränken sich nicht nur auf die Besiedelung der Oberfläche, sondern dringen auch in das Körperinnere ein und befallen Organe. Das kann lebensbedrohlich werden.

Pilze brauchen Wärme und Feuchtigkeit, deshalb nehmen Erkrankungen im Sommer zu. Sie sind besonders hartnäckig und eine Behandlung langwierig. Es reicht nicht, die Hautpilze nur mit einem lokalen Antimykotikum (Antipilzmittel) zu behandeln, sondern die körpereigene

Abwehr muss angeregt und das ökologische Gleichgewicht wieder hergestellt werden. Das heißt auch, dass nach jeder Antibiotikatherapie im Anschluß eine „Immunstimulierung" stattfinden muss.

Prof. Dr. A. Fröhlich beschrieb in einem Aufsatz die **antimykotische Wirkung** verschiedener **ätherischer Öle.**

- **Nelken- und Zimtöl** erwiesen sich als besonders fungizid (pilzvernichtend). Schon 0,1%ige Zimtöl-Lösungen töteten die Pilze innerhalb einer halben Stunde ab, 0,1%ige Nelkenöl-Lösungen benötigen etwa 80 bis 90 Minuten.

- **Senf-, Eukalyptus-, Bergamott-** und **Kümmelöl** zeigen ebenfalls eine optimale antimykotische Wirkung. Die Kombination mehrerer Öle wird wahrscheinlich die beste fungizide Wirkung erzielen.

- **Melaleuka – Öl,** verdünnt, zur Reinigung,

- Ich habe eigene gute Erfahrungen bei Haut- und Nagelpilzen mit einer Mischung aus **Honig und Zimt**, auf einen Lappen gestrichen und aufgelegt, gemacht. Einen Versuch sind diese Vorschläge allemal wert.

- **Pfarrer Weidinger** empfiehlt ein Bad: 100 g frische zerkleinerte Weidenrinde (Salix alba) wird 15 Minuten in 1 Liter Wasser gekocht, 100 g kleingeschnittenes, blühendes Ringelblumenkraut (Calendula officinalis) ohne Wurzel dazugeben und noch eine halbe Stunde ziehen lassen. Dem Badewasser beigeben und 20 Minuten baden lassen.

- Prof. Frahm vom Botanischen Institut von der Universität beschrieb eine extrem starke fungizide (pilzabtötende) Wirkung von Moosen. Er stellte einen Extrakt aus Moos in Weißwein her, den er täglich zu sich nahm und fühlte sich prima. Stefan Brosig verwendete das **Silber-Birn-Moos** (Bryum argenteum) und berichtet von erstaunlichen Erfolgen bei der Pilzbehandlung.

Diese Moose findet man überall. Es ist vor allem zu finden in Pflasterfugen und auf Dachziegeln. Es ist ein Moos, das sehr häufig in Städten und Dörfern vorkommt.
Nordamerikanische Indianer verwenden Moose wegen ihrer antibakteriellen Wirkung auch zur Wundbehandlung.
Moose sollten nicht bei Frost geerntet werden, wenn sie verarbeitet werden. Allerdings hat das Vertrocknen keinen Einfluss auf die Wirksamkeit.

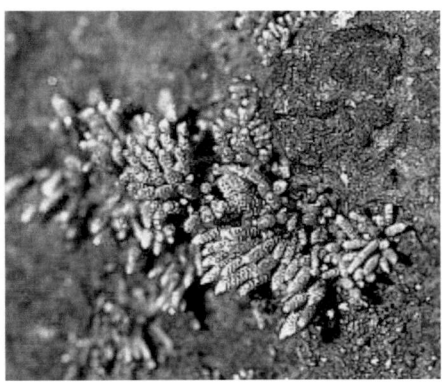

- Alkoholische Extrakte sind für die Behandlung von Pilzen in und unter dem Fell geeigneter, da sie sich besser auftragen lassen.
Brosig empfiehlt: „Zerreiben Sie das Moos mit wenig Wasser oder Alkohol und tragen es täglich auf die betroffenen Hautstellen auf. Nach drei Tagen sollte die Haut vom Pilz befreit sein."

Zu kaufen gibt es den **Lebermoosextrakt**, der verdünnt zur Behandlung von Pflanzen empfohlen wird. Für Tiere wird die Verdünnung von 10-20 ml mit 100 ml Wasser empfohlen

Hilfe für Blase und Nieren

Die Nieren sind bei den Hunden besonders anfällig. Gerade bei Hunden sind es die ersten Organe, die altersbedingte Veränderungen aufweisen.

Hier helfen Kräuter wie Goldrute, Schafgarbe, Brennnessel, Hagebutten, Wacholderbeeren, Hauhechel, Zinnkraut, Birken- und Bärentraubenblätter.

Denken Sie aber daran, dass Nierenerkrankungen sich erst dann richtig bemerkbar machen, wenn bereits schwere Schäden entstanden sind. Um dem vorzubeugen, achten Sie auf richtige Ernährung und machen zwischendurch Kräutertee-Kuren.

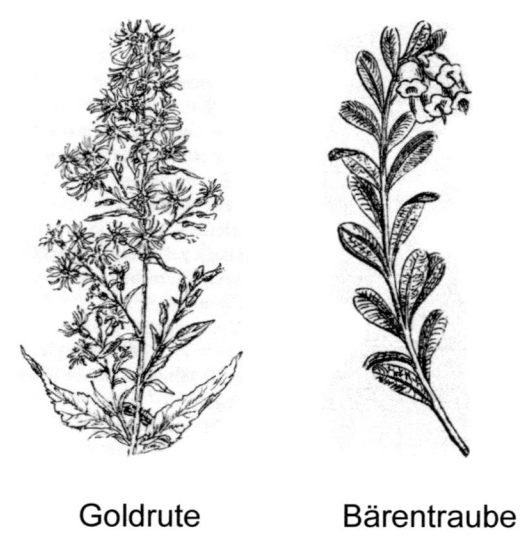

Goldrute   Bärentraube

Chronische Nierenentzündung

Viele Nierenentzündungen beginnen ohne Schmerzen, Beschwerden enden meist nach wenigen Tagen, während die Krankheit heimlich weiterbesteht. Deshalb wird die Erkrankung häufig nicht früh genug erkannt und behandelt; sie wird dann chronisch.

- **Tee:** je 1 EL Goldrute und Zinnkraut mit ½ Liter kaltem Wasser übergießen, zum Kochen bringen und 3 Minuten ziehen lassen. 3 Tassen täglich geben.

- **Indischer Blasen- und Nierentee** (= Orthosiphonis): 1 TL Blätter in ¼ Liter Wasser ansetzen, 8 –

12 Stunden ziehen lassen; öfters um-rühren. Abseihen, etwas erwärmen und zum trinken geben (1 Tasse tagsüber).

- **Tee:** 10g Heidekraut, 30g Kamillenblüten, 20g Indischer Nierentee, 10g Liebstöckelwurzel, 20g Schachtelhalmkraut ; 1 TL der Mischung mit 1 Tasse Wasser 5 Minuten kochen, 10 Minuten ziehen lassen, 3 x täglich zu trinken geben.

- **Tee:** 40g Bärentraubenblätter, 20g Zinnkraut, 20g Wermut; 1 TL voll von dieser Mischung mit einer Tasse kochendem Wasser übergießen und kurz aufkochen lassen, 10 Minuten ziehen lassen, ev. mit Honig süßen, 3 x täglich zu trinken geben.

Blasenentzündung

Es ist ein ziemlich häufiges Leiden und wird besonders bei weiblichen Tieren beobachtet. Sie tritt oft nach Erkältungen auf. Hier können Heilpflanzen hilfreich sein.

Bei akuter und chronischer Blasenentzündung gibt man Blasentees, die desinfizieren und durchspülen.

Zinnkraut hilft bei Blasenleiden und Harnbeschwerden. Er hat eine diuretische (entwässernde) und antibakterielle Wirkung. Er stärkt den Stoffwechsel und entwässert bei Ödemen. Wirkungsvoll sind Krautumschläge in der Nierengegend oder ein „Dampfbad" mit Zinnkraut

- 1 – 2 Handvoll Zinnkraut in eine Plastikwanne oder Schüssel geben, kochendes Wasser da-rauf schütten, den Hund in einem Transportkorb oder Käfig auf ein Gestell stellen, eine Decke darüber legen und bedampfen lassen. Große Hunde werden unter einem Tisch, der mit einer Decke verhüllt ist, sehr kurz gehalten. Aufpassen, dass Ihr Hund nicht die „Dampfwanne" umkippt oder sich am heißen Dampf verbrennt. Ein Dampfreiniger kann ebenfalls hilfreich sein.

Die **Bärentraube** (Uva ursi) wirkt gegen eine Infektion (stinkender, trüber Harn), jedoch weniger durchspülend, und sollte deshalb mit diuretisch - wirkenden Pflanzen wie Goldrute, Zinnkraut, Birke... kombiniert werden.

- **Tee:** 2 EL Bärentraubenblätter mit 3 Tassen Wasser kalt ansetzen und bis auf 2 Tassen einkochen. Morgens und abends geben, bis der Harn eine klare Farbe hat.

Kapuzinerkresse und **Meerrettich** wirken ebenfalls antibakteriell und steigern die körpereigene Abwehr, sind in **Angocin Anti – Infekt N** ® (Repha) enthalten.

Birkenblätter: ein Tee wirkt durchspülend bei bakteriellen und entzündlichen Harnwegserkrankungen.

- **Tee:** je 30 g Birkenblätter, Schachtelhalm, Kamillenblüten als Tee, 3 x täglich.

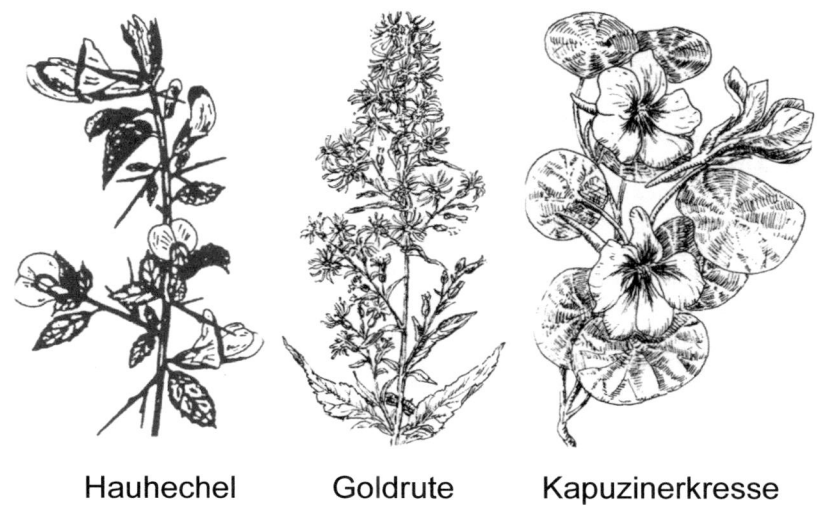

Hauhechel   Goldrute   Kapuzinerkresse

Ältere Hunde haben gelegentlich Probleme mit dem Harnen. Hier helfen Pflanzen, die die Diurese (Wasserausscheidung) anregen.

- **Goldrute** (Solidago) wirkt kräftig diuretisch, die Ausscheidung harnpflichtiger Stoffe wird deutlich gesteigert. Diese Eigenschaften macht man sich auch bei Blasenentzündungen, bei schmerzhafter Blasenentleerung und Wasseransammlungen im Körper zunutze. Am wirksamsten ist die Tinktur.

- **Hauhechel** wird meist in Teemischungen gegeben.

- **Petersilienfrüchte** haben ebenfalls eine stark entwässernde Wirkung, dürfen jedoch nicht trächtigen Tieren gegeben werden, man gibt pro Tag löffelweise 1 – 3 Tassen eines Aufgusses aus ½ – 1 Teelöffel pro 1 Tasse kochendes Wasser. Sie können auch getrocknete Petersilie aus dem Supermarkt über das Futter geben.

- **Taubnesseltee** hilft älteren Tieren, die schlecht harnen können.

- **Cranberry** als Saft oder Tabletten hilft bei Harnwegs- und Blaseninfektionen.

- **Brennnesseltee** lindert Blasenentzündungen.

Es knackt im Gelenk?
Es schmerzen Muskeln und Knochen?

Rheuma? Arthrose? Auch Hunde können daran erkranken.

„Rheuma = das Fließende, die umherziehenden Schmerzen, diese Bezeichnung charakterisiert diese Krankheit Rheuma" oder „Erkrankungen des rheumatischen Formenkreises".

Als Rheuma bezeichnet man verschiedene entzündliche oder degenerative Erkrankungen in Muskeln und Gelenken. Es ist oft schwierig, zwischen den einzelnen Formen zu unterscheiden. Manchmal kommt es nur zu vorübergehenden Störungen in den Gelenken, aber auch schwere fortschreitende Formen des Rheumas können auftreten, die nicht nur den Bewegungsapparat betreffen, sondern auch innere Organe, Haut, Augen u.s.w. angreifen.

Pflanzen mit entzündungshemmender, schmerzstillender und diuretischer Wirkung können helfen:

- **Spierstrauch, Filipendula ulmaria, Mädesüß**
  wird gerne als Tee bei akuten und chronischen Gelenksrheumatismus, Gicht, Blasen- und Nierenleiden eingesetzt. Die Blüten verleihen dem Tee einen süßlichen Geschmack.

  RP.: 2 TL kleingeschnittenes Kraut mit ¼ Liter kochenden Wasser übergießen, 10 Minuten ziehen lassen und abseihen. Über den Tag verteilt geben..

- **Stiefmütterchen, Viola tricolor**
  Der Tee leitet Schadstoffe aus Niere und Blase aus. Er muss über einige Wochen zu trinken gegeben werden.

- **Birke, Betula alba, Betula pendula**
  Birkenblätter helfen u.a. bei bakteriellen und entzündlichen Erkrankungen der Nieren, während die Rinde auf verschiedenste Ablagerungs- und Verhärtungserscheinungen in Gelenken und der Haut einwirkt. Die frischen Blätter können als Abkochung innerlich und äußerlich als harntreibendes Mittel bei Rheuma angewendet werden.

- **Weide, Salix:** Der Wirkstoff der Weide ist die Salizylsäure. Früher wurde die Weidenrinde als Rheumamittel, zur Fiebersenkung, Entzündungshemmung und Schmerzstillung eingesetzt. Heute wird die Salizylsäure synthetisch hergestellt, z.B. Aspirin ®, ASS ®, usw., und die Weidenrinde kaum mehr verwendet. Schade. Man stellte fest, dass durch fortgesetzte Gaben Herzkomplikationen verhütet werden können.In der Volksmedizin hat sich der Tee aus der Weidenrinde bei der Behandlung von Rheuma bewährt.

  RP.: 1 TL kleingeschnittene Weidenrinde auf 1 Glas kaltes Wasser ansetzen, 8 Stunden stehen lassen, langsam zum Kochen bringen. Nach 5 Minuten abseihen. Über den Tag verteilt trinken..

- **Katzenkralle, Uncaria tormentosa,** eine südamerikanische Pflanze, ist hilfreich bei Rheuma; Sie erhalten Zubereitungen in der Apotheke.

- **Teufelskralle, Harpagophytum,** eine Wurzel aus Afrika, ist wohl eines der wichtigsten Rheumamittel, erhältlich ebenfalls in der Apotheke.

- **RP.: Rheumatee 1:** 30 g Wacholderbeeren, 40 g Bohnen-schalen, 40 g Heidelbeerblätter; Abkochung, über den Tag verteilt geben

- **RP.: Rheumatee 2:** Je 20 g Walnußblätter, Wacholderbeeren, Weidenrinde, Schachtelhalmkraut, Weißdornblüten; Abkochung, über den Tag verteilt geben.

- **Große Klette (Arctium lappa)** hat eine antibiotische, diuretische, antirheumatische und blutreinigende Wirkung.

Für die **äußerliche Behandlung** von rheumatischen und arthrotischen Beschwerden sind Tinkturen, Öle oder Aufgüsse zur Anwendung als Einreibung, Wickel, und Kompressen aus Fichte, Wacholder, Arnika, Heublumen, Senf, Zinkraut und andere wohltuend.

- **Knoblauchessig** hilft bei schmerzenden Gelenken, aber auch bei Kreuzschmerzen.
  RP.: Schälen und pressen Sie ca 100 g Knoblauch und schütten ½ Liter Apfelessig darüber, lassen ihn 3 Wochen bei Zimmertemperatur stehen. Schütteln Sie ihn immer wieder und seihen ihn dann ab. Machen Sie damit einen Umschlag oder reiben die schmerzenden Stellen ein.

- **Farne, Filicinen:** In der Volksheilkunde nahm man Farnkraut als Bettunterlage bei Rheuma (soll auch gegen Störungen durch Wasseradern helfen). Die Farnessigeinreibung wird bei schmerzenden Gliedern von Pfarrer Künzle empfohlen:
  RP.: Zerkleinertes Farnkraut und Farnwurzel wird mit Weinessig überschüttet und 3 Tage ziehen gelassen. Abseihen und in einem verschlossenen Gefäß aufbewahren.

- Bei entzündeten und geschwollenen Gelenken kochen Sie **Holunderblüten in Milch** und machen eine Auflage auf das schmerzende Gelenk. Nach mehrmaligem Auflegen bessern sich die Beschwerden.

Verdauungsstörungen

Bauchschmerzen, Erbrechen und Durchfall, aber auch Verstopfung, können bei einem sonst gesunden Hund schon mal vorkommen. Sollte Ihr Hund einen Tag das Fressen verweigern – auch das ist nicht schlimm. Länger dauerndes Unwohlsein gehört in die Hand eines Tierarztes oder Tierheilpraktikers.

Es gibt viele Heilpflanzen, die durch ihre Inhaltsstoffe wohltuend auf den Verdauungsapparat wirken.

Bitterstoffe
Bei Verdauungsstörungen fördern Bitterstoffe in verschiedenen Pflanzen die Speichel- und Magensaftabsonderung.

* **Echtes Tausendgüldenkraut, Centaurum minus** hilft bei Appetitlosigkeit und Schwäche, auch bei Durchfall, wenn der Tee unter das Trinkwasser gemischt wird. Er ist sehr bitter, so dass es wahrscheinlich erfolgreicher ist, den verdünnten Tee direkt ins Maul zu geben. Für den Tee wird das blühende Kraut verwendet.

* **Gelber Enzian, Gentiana lutea** regt den Appetit, die Verdauungssäfte und die Darmtätigkeit an; er wirkt kräftigend in der Rekonvaleszenz und bei anderen Schwächezuständen. Verwendet wird die Wurzel. Die Tinktur wird mit Wasser und Honig vermischt gegeben.

RP: Bei Verdauungsstörungen und Verstopfung gibt man 1 – 5 x täglich 15 g Pulver in warmen Kamillentee gelöst.

- **Andorn, Marrubium vulgare** ist bekannt als kräftig wirkendes Mittel bei mangelnder Magensaftproduktion oder Schleimhautreizung und wird als Tee mit Honig zu trinken gegeben. Bei Reizung der Magen- und Darmschleimhäute oder zu geringer Magensaftproduktion ist es besser, Andorn statt der reinen Bittermittel wie Enzian oder Tausendgüldenkraut zu geben.

- **Löwenzahn, Taraxacum officinale** regt die Bildung der Verdauungssäfte in Magen und Galle an, unterstützt die Leber, wirkt leicht blutreinigend, abführend und entwässernd. Zur Frühjahrskur gibt man zerkleinerte frische Blätter und Wurzeln unter das Futter oder vermischt 1 – 2 EL frischen Saft mit Fleischbrühe und gibt dies 2 x täglich.
  RP.: 20g frische Löwenzahnblätter und -wurzeln (getrocknet etwa die Hälfte) in 1 Liter Wasser aufkochen, 10 Minuten ziehen lassen, abseihen und 4 x pro Tag geben.
  RP.: Tinktur: im Frühling entsaftet man Wurzel und Blätter, vermischt ihn mit der gleichen Menge Weingeist; gießt alles nach 14 Tagen durch einen Filter.

- **Bitter- (Fieber-)Klee, Menyanthes trifoliata**
  Pfarrer Kneipp rühmte die stärkende Kraft der Blätter für Magen, Blut, Leber, Blase und Niere. Er

ist appetitanregend und fördert die Bildung von Verdauungssäften und den Galleabfluss. Er hilft auch bei Gärungsdurchfällen.

RP.: Tee bei Magen-, Darm- und Gallenbeschwerden: 30g Bitterkleeblätter, 10g Tausendgüldenkraut, 20g Pfefferminzblätter mischen, davon 2 gehäuften Teelöffel mit ½ Liter kochendem Wasser übergießen, 5 Minuten ziehen lassen, abseihen und ungesüßt über den Tag verteilt in kleinen Portionen eingeben.

RP.: Tinktur zur Appetitanregung: Bitterklee, Salbei und Schafgarbe zu gleichen Teilen oder Bitterklee, Salbei, Tausendgüldenkraut und Wermut zu gleichen Teilen werden mit Weingeist vermischt und nach 14 Tagen abgegossen.

Ätherische Öle
Pflanzen, die ätherische Öle enthalten, wirken anregend auf Kreislauf und Stoffwechsel, sind krampflösend, beruhigend und regen die Magensäfte und den Gallenfluss an.

- **Kalmus, Acorus calamus** wird in der Tierheilkunde gerne bei Verdauungsstörungen eingesetzt. Er wirkt entkrampfend, durchwärmend und auflösend und wird bei Appetitmangel und Magen- Darmstörungen als Tee gegeben oder die zerkleinerte Wurzel unter das Futter gemischt.

- **Wermut, Artemisia absinthium:** bei Koliken, Verdauungsstörungen und Appetitmangel verfüttert man das frische oder getrocknete Kraut. Er wirkt galle- und leberanregend, aber auch keimtötend. Bauern aus der Steiermark erzählten mir, dass gegen Würmer (nicht Bandwürmer!) das Öl, um den Nabel herum eingerieben, helfen könnte (?). Geben Sie diese Pflanze keinem trächtigen Tier!

- **Schafgarbe, Achillaea millefolium,** hat eine anregende, entzündungshemmende, krampflösende und antibakterielle Wirkung; hilft Hunden, die unter Blähungen und Magen- Darmkoliken leiden.
Man gibt über den Tag verteilt Tee (1 Handvoll getrocknetes Kraut auf 1 Liter Wasser). Sehr zu empfehlen ist auch die regelmäßige Beifütterung des frischen oder getrockneten Krautes.

Pfarrer Kneipp empfiehlt die Schafgarbe mit Zinnkraut und Johanniskraut gegen Verstopfung.
RP.: Tinktur: 3 Teile Blätter und Blüten mit 10 Teilen Weingeist, Korn oder Franzbranntwein übergießen, 14 Tage an der Sonne stehen lassen und abfiltern. 2 x täglich 2 – 4 Tropfen.

Pflanzen gegen Blähungen

enthalten ätherische Öle. Bei Hunden sind gelegentliche Blähungen nicht krankhaft. Bei älteren Hunden, die hauptsächlich mit Dosenfutter ernährt werden, helfen Anis, Fenchel, Kümmel, Dill und Koriander, außerdem die Pfefferminze. Hier haben sich besonders die handlichen Tinkturen und Öle bewährt.

- **Kümmel, Carum carvi** ist das stärkste blähungslösende Mittel. Es kommt bei Hunden zu starker Speichelbildung nach der direkten Eingabe. Freiwillig nehmen sie es nicht. Besser ist, die Tinktur oder den zerquetschten Samen, unter das Lieblingsfutter zu geben.

- **Fenchel, Foeniculum vulgaris** hilft sehr gut gegen Blähungen und Koliken, bei Durchfällen, besonders wenn starke Gärungszustände in Darm vorherrschen und Luftbläschen im breiigen Kot sind. Geben Sie Tee oder den zerstoßenen Samen im Futter. Bei kleinen und jungen Hunden können Sie auch das Kümmelöl um den Bauchnabel streichen.

- **Anis, Pimpinella anisum** hilft gegen Blähungen, regt die Verdauung an. Bereits in geringer Menge tritt eine Wirkung auf. Bei höherer Dosierung kann es zu Benommenheit und Krampfanfällen kommen!
Bei einer Blähungskolik gibt man 1 – 2 Tropfen Öl mit Zucker und reibt den Bauch mit dem Anisöl ein.

RP.: Anis- und Fenchelöl: Sie benötigen dafür zerquetschten Anis- und/oder Fenchelsamen und gießen Olivenöl darüber. Lassen Sie diese Mischung ca. 4 – 6 Wochen in der Sonne stehen, filtern ab und geben das Öl in eine dunkle Flasche. Bei Bedarf etwa 6 – 10 Tropfen auf ein Stück Zucker nach der Fütterung geben.

- **Pfefferminze, Mentha piperita:** der Tee, aber auch das Pfefferminzöl – auf Zucker gegeben, hilft bei Magen- Darmerkrankungen mit Blähungen und Krämpfen, bei Übelkeit und Er-brechen.

- **Dill, Anethum graveolens:** der Samen hat eine ähnliche Wirkung wie Kümmel und Fenchel. Das Öl ist krampfstillend und wirksam bei Blähungen und Koliken..
  RP.: 1 Teil Dillsamen, 4 Teile Öl, 2 Wochen ziehen lassen und bei Bedarf geben.
  RP.: Zu gleichen Teilen Dillsamen, Fenchelsamen und Olivenöl in ein Glas geben, 2 Wochen in einem warmen Raum ziehen lassen, abseihen, die Rückstände ausdrücken und neue Kräuter in diesem Öl ansetzen. Nach 2 Wochen abseihen und abfüllen. Je nach Größe des Hundes 1 – 3 TL täglich ins Futter geben. Auch die Rückstände können verfüttert werden.

- **RP.: „Ringelrosenbutter"** Ziegenbutter wird mit zerquetschten Ringelblumenblättern im Verhältnis 1 : 1 vermengt und erwärmt, bis sie flüssig ist. Ca. 12 Stunden stehen lassen, nochmals erwärmen, das Kraut abschöpfen und auspressen. Mit dieser Salbe bei Bauchschmerzen den Bauch einreiben. Sie hilft auch bei schmerzenden Gelenken und Muskeln

- **Rosmarin, Rosmarinuns officinalis:** Tinktur und Öl, innerlich angewendet, hilft gegen Blähungen, bei geschwächtem Magen mit mangelnder Sekretion von Verdauungssäften, bei Leber- und Gallenbeschwerden.
- **RP.:** 3 Teile Blüten und Blätter werden mit 10 Teilen Weingeist übergossen, 10 Tage stehen gelassen und abgeseiht. Tropfenweise verwenden.
- **RP.: Rosmarintinktur:** ca. 60g Rosmarinblätter und -spitzen mit 1 Liter Korn ansetzen, täglich schütteln und eine Woche ziehen lassen; durchseihen.
  Zum innerlichen und äußerlichen Gebrauch.

Bei fressunlustigen Tieren oder bei Magenbeschwerden jeder Art empfehle ich **KAISER-NATRON:** 1TL Natron auf 1 Liter Wasser zum Trinken. Es löst Blähungen, erfrischt (besonders in der warmen Jahreszeit), regt Magennerven und Verdauung an, und beruhigt die kranken Tiere. Kann immer wieder mal gegeben werden.

Luvos – Heilerde hilft bei Blähungen, reinigt, bindet Gase, entgiftet, beruhigt die Schleimhäute und kann auch zwischendurch prophylaktisch gegeben werden. In etwas Wasser aufschlämmen und ins Futter (besser) oder Wasser geben.

Pflanzen gegen den Durchfall

Leichte Durchfälle werden hervorgerufen durch Fütterungsfehler, Futterunverträglichkeit, Unratfressen; Parasitenbefall, Arzneimittelunverträglichkeit, Vergiftungen, Infektionen mit Enteroviren oder Bakterien. Sie können durch Vermeidung der Ursachen und mit pflanzlichen Mitteln gut behandelt werden. Bei Durchfällen mit Blutbeimengung sollten Sie einen Tierarzt oder Tierheilpraktiker aufsuchen, der dann über die notwendigen Maßnahmen entscheidet.

Was können Sie tun?
Geben Sie dem Hund statt Wasser mit Traubenzucker gesüßten Kamillentee zu trinken.

Bereiten Sie außerdem einen **Ringelblumentee** zu, von dem Sie 3 x täglich etwa ¼ Liter geben. Am besten verrühren Sie das Ganze mit Leberwurst, damit es besser schmeckt.

- **RP.:** 1 EL getrocknete Ringelblumen, 1 EL Traubenzucker, 1 gestrichenen TL Salz mit ¼ Liter kochendem Wasser überbrühen, 5 Minuten ziehen lassen.
  Die Ringelblume wirkt hier entzündungshemmend auf Magen, Leber und Galle.
  Zur Nachbehandlung den Ringelblumentee ohne Salz und Traubenzucker noch zwei Tage lang geben.

- **Heidelbeere, Vaccinium myrtillus** ist für Pfarrer Kneipp ein absolutes Muss. Dabei wirkt der Farbstoff Anthozyan. In Polen ist es üblich, getrocknete Beeren bei Bedarf dem Vieh zu geben. Bei Hunden ist das nicht geeignet. Da eignet sich eine Abkochung der Beeren, die man stündlich gibt, am besten mit Glukose gesüßt. Das schmeckt besser. Heidelbeeren haben eine zusammenziehende, antiseptische Wirkung und stoppen den Brechreiz.

RP.:Tee: 4 EL getrocknete Beeren in einem halben Liter Wasser einkochen lassen, abseihen und alle 1 – 2 Stunden 5 – 10 ml eingeben.

RP.: Heidelbeertinktur: Man gibt in ein großes Glas 2 – 3 Handvoll Heidelbeeren und gießt einen hochprozentigen Korn oder Obstler darauf. Die angesetzten Beeren bleiben im Glas. Diese Tinktur hilft bei allen Erkrankungen der Bauchorgane (Blasen- Nierenerkrankungen, Magen- Darmstörungen und Durchfälle) und wird tropfenweise mit Zucker oder Wasser gegeben.

Sollte das alles nicht helfen, so besorgen Sie sich aus der Apotheke **Uzara-Tabletten** oder **Liquor Uzara 2%.** Mit einer Spritze geben Sie 0,5 ml direkt ins Maul. Uzara wirkt entgiftend und hemmend auf den Durchfall. Ihr Hund wird zwar durch die starke Speichelbildung etwas „schäumen" , aber es hilft meist sofort.

Es klappt nicht mit der Verdauung

Eine **akute Verstopfung (Obstipation)** entsteht relativ häufig durch das Verfüttern von zu vielen Knochen auf einmal, aber auch, wenn Hunde zu viel Haare, Papier, Plastik oder andere unverdauliche Stoffe aufnehmen; bei Trinkwassermangel; Haltungs- und Fütterungsveränderungen wie z.b. auf Reisen.

Weitere Ursachen sind langdauerndes Fieber und Flüssigkeitsverlust; bei Rüden eine vergrößerte Prostata; Tumore im Rektum oder Bauch; Frakturen von Wirbeln, des Beckens und der Nachhand; schmerzhafte und entzündliche Prozesse im Bereich der Analdrüsen und um den Anus. Der Tierarzt oder Tierheilpraktiker wird Sie beraten.

Bei der **chronischen Obstipation** sind die Ursachen ähnlich. Eine große Rolle spielt die Fütterung: Tockenfutter mit zu wenig Flüssigkeitsangebot, bei älteren Hunden der Bewegungsmangel oder orthopädische Schwierigkeiten beim Absetzen; neurologische Probleme und Schmerzen (z.B. Bandscheibenvorfall).

Was können Sie tun?
Beginnen Sie morgens mit einer **Darmmassage.** Ihr Hund liegt auf dem Rücken. Machen Sie 3 Minuten lang im Uhrzeigersinn kleine Kreise um den Nabel, danach 5 Minuten lang große Kreise entlang des Dickdarms.
Zusätzlich hilft in einfachen Fällen oft fette Dosenmilch.

Bei der **akuten Obstipation** muss der verhärtete Kot eingeweicht werden, am besten mit einer Klistierspritze **Parafinum liqu.** (je nach Größe 30 − 80 ml) einführen, und unter Umständen danach manuell ausräumen. Pflanzliche Abführmittel wirken mit Verzögerung und können deshalb gleichzeitig gegeben werden

Geeignete Pflanzen für Hunde

Rizinusöl	je nach Größe	15 – 60.0
Faulbaumrinde		5 – 20.0
Sennesblätter		5 – 15.0
Kreuzdorn (frische Früchte)		10 – 20.0

Für die **Darmflora!** 2 x tgl. Kamillentee mit 1 EL Milchzucker für die Symbioselenkung

- **Erdrauchtee, Fumaria officinalis** hilft bei Verstopfungen und Leber-, Gallen- und Magen-Darmerkrankungen.

Der regelmäßige Gebrauch von Abführmitteln ist schädlich! Deshalb ist es wichtig, die Ursache der Obstipation zu finden und zu behandeln. Meist genügt eine Futterumstellung, genug zu trinken und ausreichend Bewegung. In besonders hartnäckigen Fällen haben sich Klistiere mit Maiskeimöl oder Olivenöl bewährt.

Bei **chronischer Stuhlträgheit** helfen **Quellmittel**, die eine bessere Schlüpfrigkeit und Geschmeidigkeit des Kotes bewirken. Durch das Aufquellen wird das Volumen des Darminhalts vermehrt, das zu einer Dehnung des Darms führt, und durch diesen Dehnungsreiz die Darmbewegung fördert.

- **Leinsamen, Linum usitatissimum** sollte unzerkleinert und nicht geschrotetet sein, damit er im Darm aufquellen kann. Bei Hunden gibt man etwa ½ Esslöffel Leinsamen mit 100 ml Flüssigkeit, 2 – 3x täglich.

- **Flohsamen, Plantago psyillium** enthalten Schleimstoffe.

- **Weizenkleie** ist ebenfalls ein Quellmittel.

Allen dreien gemein ist: Viel zu trinken geben!

Erbrechen

Hunde, wie alle Carnivoren (Fleischfresser), erbrechen sich leicht. Durch das Erbrechen versucht der Körper, Unverdauliches wieder herauszuwürgen und sich davon zu befreien. Wenn es nicht zu oft vorkommt, sollte man es auch nicht verhindern.

Erbrechen muss behandelt werden, wenn es zu lange dauert, wenn es zu sehr schwächt, wenn zu viel Flüssigkeit verloren geht und es dadurch zu schweren Störungen kommt.

- **RP.: Tee gegen den Brechreiz:** je 10g Tausendgüldenkraut und Kümmel, je 20g Melisse, Kamille, Pfefferminzblätter mischen, 1 EL pro Tasse mit kochendem Wasser übergießen.

Was macht das Herz?

Das alte Herz

Bei alten Hunden können unterschiedliche Beschwerden wie Müdigkeit, Kurzatmigkeit und Verdauungsbeschwerden auf ein müdes Herz hindeuten. Das „**Altersherz**" ist kein krankes, sondern geschwächtes Herz, das wir mit speziellen Pflanzen unterstützen können.

- **Weißdorn, Crataegus oxycantha:** die Blüten gelten als ausgesprochenes Herz- und auch als regulierendes Beruhigungsmittel bei nervösem Herzen. Geben Sie die Blüten als Tee regelmäßig über längere Zeit. Da er keine giftige Wirkung hat, eignet er sich auch zur Langzeittherapie. Weißdorn ist kein Mittel für akute Erkrankungen. Er verbessert die Durchblutung des Herzens und beugt der Verkalkung der Herzkranzgefäße vor. Er kann als Vorbeugung gegen alle Arten von Herzleiden im Alter gegeben werden.
  RP.:Weißdorntinktur: im Frühjahr werden die Blüten mit einem guten Korn oder Obstler (mindestens 38 %) übergossen und dunkel gelagert. Sind die Beeren reif, gibt man sie zu den Blüten und lässt das ganze noch 6 Wochen stehen, dann abseihen und in Fläschchen füllen. Mit Wasser verdünnt geben.
  RP.: Weißdorntee: 2 TL Blüten auf 1 Tasse Wasser, 20 Minuten ziehen lassen, mit 1 – 2 EL Honig süßen.

- **Arnika, Arnika montana:** wie der Weißdorn wird auch Arnika bei Angina pectoris, bei Erkrankungen der Herzkranzgefäße und beim Altersherz eingesetzt. Arnika hat eine schnelle und anregende Wirkung auf die Herzgefäße, so dass er auch in akuten Fällen eingesetzt werden kann. Sie können eine Tinktur selbst herstellen oder Zubereitungen aus der Apotheke geben.

- **Herzgespann, Leonurus cardiaca:** der Saft, mit Zucker vermischt, stärkt das Herz, fördert die Durchblutung des Herzens und hilft auch bei nervösen Herzbeschwerden.
  RP.: Kaltauszug: 2 TL fein zerkleinertes Herzgespann in ¼ Liter kaltem Wasser ansetzen und 10 Stunden ziehen lassen. Abseihen und zum Trinken geben.

- **Borretsch, Borrago officinalis:** der Tee stärkt das Herz und fördert die Leistungsfähigkeit Ihres Hundes. Dafür übergießt man 25g blühendes Kraut mit 1 Liter kochendem Wasser und lässt 20 Minuten zugedeckt ziehen. Danach abseihen, die Kräuter auspressen, mit 1 Liter kaltem Wasser verdünnen und dem Hund zum Trinken geben. Sie können die frische blühende Pflanze auch zerkleinert unter das Futter mischen.

- **Apfelbaum, Pirus malus:** für eine kräftige Herzstärkung, aber auch gegen Husten und Schmerzen im Brustbereich, kocht man Fenchel, Zucker und den Saft von sauren Äpfeln und mischt davon etwas unter das Futter oder gibt davon über den Tag verteilt einige Löffel voll.

- **Lavendel, Lavandula:** bei Herzklopfen und zur Herzstärkung wird stark verdünnter **Lavendelspiritus** empfohlen.
  RP.: 1 Teil Lavendelblüten mit 4 Teilen Weingeist (ich bevorzuge Franzbranntwein) ansetzen und nach etwa einer Woche abfiltern. Mit Wasser verdünnen.

- **Anis, Pimpinella anisum:** stärkt Herz und Magen und ist wohltuend für alte Hunde und Menschen.
  RP. Herzstärkendes Tonikum: je 10 g Anis- und Koriandersamen, Guajakholz, Alantwurzel, Süßholz, Rhabarber, 100 g Rosinen zerkleinern und mit ½ Liter Korn aufgießen, 14 Tage warm stehen lassen; öfters schütteln. 1 – 2 x täglich ein paar Tropfen mit Wasser verdünnt geben.

- **Melisse, Melissa** hat sich in der Volksheilkunde bei nervösen, leichten Herzbeschwerden durch seine beruhigende Wirkung bewährt. Gegen Herzklopfen helfen Auflagen mit zerstoßenen grünen Melissenblättern (oder trockenen Blättern, die angefeuchtet werden) oder Einreibungen über der Herzgegend mit Melissengeist.
  RP.: Melissengeist zur innerlichen und äußerlichen Anwendung: 1 Teil Kraut mit 3 Teilen Weingeist (oder Franzbranntwein) übergießen, nach 14 Tagen durch ein Filter gießen und den klaren Anteil verwenden. Innerlich einige Tropfen mit Wasser verdünnt oder mit Zucker geben.

- **RP.: Tee bei starkem Herzklopfen:** je 3g Anserine, Bibernelle, Kalmus, Minze. 2 x täglich zum Trinken geben.

Bewährt haben sich auch **Umschläge** auf die Herzgegend mit einem mehrfach zusammengelegten nass-kaltem Handtuch.

Der Hund hustet. Was tun?

Husten ist meist eine Begleiterscheinung, ein Symptom eines krankhaften Zustandes der Atemwege.

Mittel, die den quälenden Husten bekämpfen, nennt man **Antitussiva**. Das stärkste auf das Atemzentrum wirkende Mittel ist das Codein, das vom Schlafmohn gewonnen wird. Es macht süchtig und kann nur vom Tierarzt verordnet werden. Es gibt Pflanzen, die zwar keine so sichere krampf- und hustenstillende Wirkung haben, aber trotzdem einen Versuch wert sind.

- **Sonnentau, Drosera rotundifolia** ist eine fleischfressende Pflanze und hat eine antibiotische, auswurffördernde und hustenreizmildernde Wirkung. Nur wenn Sonnentau in kleinen Mengen verabreicht wird, finden wir eine krampflösende Wirkung.

- **Thymian, Thymus vulgaris:** am wichtigsten ist die krampflösende Wirkung bei den Bronchien und Bronchiolen. Thymian hilft gegen Entzündungen der Atemwege. Durch die schleimlösende Wirkung ist es jedoch für einen Asthmaanfall ungeeignet. Thymian ist ein hervorragendes Hustenmittel, und ist, gemischt mit

- **Quendel, Thymus** in vielen Hustentees oder -Tinkturen enthalten.
  RP.: 10g Extr. Drosera fluid, 30g Extr. Thymi fluid (Apotheke), davon gibt man 3 x täglich 20 Tropfen.

- **Schöllkraut, Chelidonium major** wirkt jedoch nur als Frischpflanze, jede Lagerung schwächt ihre husten- und krampfstillende Wirkung ab.

- **Giftlattich, Lacuta virosa** hat, ähnlich wie Codein, allerdings erheblich geringer, dafür ohne Suchtgefährdung, eine beruhigende und hustenhemmende Wirkung auf die Atemwege.

Husten sollte als Symptom einer Entzündung der Luftröhren- und Bronchialschleimhaut stets ernst genommen werden. Der quälende **Hustenreiz,** der durch die Entzündung hervorgerufen wird, muss behandelt werden.

- Hier hilft **Eibischwurzel** und **Wollblume=Königskerze,** deren Schleim entzündungshemmend und reizlindernd wirkt. Vermischen Sie die Abkochung mit Milch, das schmeckt dann besser.

- **Sonnentau** und **Klatschmohn** sind ebenfalls krampf- und reizlindernd und wirken beruhigend auf die gereizten Nervenendigungen und somit direkt auf das Hustenzentrum.

Durch die Entzündung überzieht **zäher Schleim** die Schleimhaut, er hemmt ihre Funktion, erschwert die Atmung und fördert den Hustenreiz: er muss verflüssigt und ausgeworfen werden. **Sekretolytika** lösen die schleimigen und fibrinösen Beläge und bewirken durch vermehrte Schleimbildung das leichtere Abhusten.

- **Schlüsselblume, Primula:** die Wurzel wird als Extrakt oder Tinktur bei den verschiedensten Atemwegserkrankungen, bei Lungenentzündung und besonders zur Schleimlösung erfolgreich angewendet. Der Tee aus Blüten, Blättern und Wurzeln wirkt hustenreizstillend und auswurffördernd bei Erkältungskrankheiten und Bronchialkatarrhen mit wenig Auswurf und trockenem Husten.

- **Bibernelle, Pimpinella major:** die getrocknete Wurzel wirkt schleimlösend und antibakteriell, hat aber keine sehr starke Wirkung, ist aber in vielen Fertigpräparaten gegen chronischen Katarrhe der Luftwege enthalten. Da sie jedoch Kontraktionen am trächtigen Uterus erzielt, wird während dieser Zeit davon abgeraten.

- **Süßholzwurzel = Lakritzenwurzel, Glycyrrhiza glabra:** ein Tee aus den gelben, fingerdicken Wurzeln wirkt entzündungshemmend schleimlösend, auswurffördernd und krampflösend bei Husten und Katarrhen. Durch das Auskochen und Eindicken erhält man den arzneilich verwendeten Süßholz- oder Lakritzensaft, der in Hustenmixturen Verwendung findet.

- **Huflattich, Tussilago farfara:** Die Blätter sind ein empfehlenswertes Mittel bei allen Lungenleiden, bei Katarrhen mit viel Schleimauswurf, sowie Husten.
Sehr wirkungsvoll ist der im Frühjahr **frisch gepresste Saft**, der mit einer Tasse Fleischbrühe oder warmer Milch 3 – 4 x täglich gegeben wird.

Bei trockenem Husten, der vom Keuchen begleitet wird, kann eine **Räucherung** mit getrockneten Huflattichblättern hilfreich sein. Dafür werden in einer Grillschale auf glühender Holzkohle einige getrocknete Blätter gelegt. Doch **Vorsicht**! Lassen Sie Ihren Hund dabei nicht allein!

- **RP.: Auswurffördernder Brusttee:** je 30g Huflattich, Melisse und Holunderblüten, je 15g Fenchelsamen, Süßholz und Bittersüß vermischen und einen Tee zubereiten. Mit Honig süßen.

- **Ehrenpreis, Veronica officinalis:** das ganze blühende Kraut ist, gemischt mit Anis, Schlüsselblume, Wollblume und Eibischwurzeln ein ausgezeichnetes Mittel bei Husten, Asthma und Heiserkeit.

- **Wohlriechendes Veilchen, Viola:** Kraut, Wurzel und Blüten des Veilchens sind ein bewährtes Mittel bei starkem Husten, zur Schleimlösung und bei Erkältungskrankheiten und Bronchitis. Veilchen kann man der Schlüsselblume gleichstellen, was die Wirksamkeit betrifft.

RP.: Veilchensirup: 50 g Blüten (ohne Kelche) und Wurzeln mit 100 ml heißem Wasser übergießen und 24 Stunden stehen lassen, dann abseihen. In diesem Veilchenwasser löst man 150 g Zucker auf, erwärmt das Ganze etwa 20 Minuten lang bei mäßiger Temperatur. Teelöffelweise eingeben.

- **Fichte, Picea:** schon das Einatmen der Luft in Fichtenwäldern hat eine positive Wirkung auf den gesamten Organismus und im Besonderen auf die Atemwege. Tannen- und Fichtennadeln verschaffen dem an Husten und Bronchitis leidenden Hund große Erleichterung.
Bei einer Verschleimung der Lunge empfiehlt sich folgendes:
RP.: Aufguss aus Fichtensprossen: im Frühling sammelt man 40 – 60 g junge, harzige, bitter schmeckende Sprossen, zerkleinert sie und kocht sie mit ¾ Liter Wasser. Je nach Größe des Hundes werden ¼ - ½ dieser Menge über den Tag verteilt dem Trinkwasser zugesetzt oder mit einer Spritze ins Maul gespritzt.
RP.: „Maiwipferlsirup": einen gut schmeckenden Hustensirup können Sie selbst zubereiten, wenn sie im Mai die jungen Triebe von Fichten sammeln. In einem großen Glas die Fichtentriebe abwechselnd mit einer Lage Zucker schichten, als letzte Lage Zucker. Das Glas verschlossen an einen sonnigen Platz stellen und warten, bis sich der Sirup unten absetzt. Durch einen Kaffeefilter gießen, in Fläschchen abfüllen und kühl und dunkel stellen.

Um die **Entzündung** der Atmungsschleimhaut zu behandeln, empfehle ich die ätherischen Öle von **Engelwurz, Thymian** und **Pfefferminze**, die eine keimhemmende und antiseptische Wirkung haben.

- **Kiefer, Pinus:** Terpentin wie auch Terpentinöl ist ein Produkt der Kiefer. Wie schon bei den Fichtenwäldern haben Kiefernwälder durch ihren hohen Sauerstoff- und Ozongehalt in der Luft eine heilende Wirkung.
  RP.: Kiefernmilch: 15g ganz junge Kiefernsprösslinge (im Frühjahr zu sammeln; sie haben noch unenwickelte Nadeln) werden in ½ Liter Milch, Molke, Wasser, Bier oder anderen Flüssigkeiten gekocht und über den Tag verteilt je nach Größe gegeben. Hilft bei Husten und wirkt entzündungshemmend.
  RP.: Kiefernadeltinktur: 3 Teile zerquetschte junge Kiefernadeln mit 12 Teilen Weingeist (ich bevorzuge Franzbranntwein) übergießen, nach 14 Tagen abpressen und filtern. Für innere und äußere Anwendungen. 1 – 3 x täglich 1 – 2 Tropfen mit Zucker geben. Ist wirksam bei Atemwegserkrankungen, bei Rheuma, Harnwegserkrankungen usw. Die innere Anwendung unterstützt äußerliche Mittel und Anwendungen.

Bei Brust- und Lungenleiden empfehle ich **Inhalationen** oder Räucherungen mit Terpentinöl.

- **RP.: Hustentee 1:** Je 5g Huflattich und Wollblume, je 15g Malven, Eibischwurzel und Eibischblät-

143

ter, Thymian und 30g Süßholz. Bereiten Sie eine Abkochung von 1 EL Kräuter auf 1 Tasse Wasser zu.

- **RP.:Hustentee 2:** 10g Spitzwegerich, 10g Huflattich, 10g Lungenkraut auf 1 Liter Wasser, 3 Tassen täglich.

- **RP.: Hustentee 3:** 5g Veilchen (Blätter, Blüten, Wurzeln), 10g Anis, 10g Huflattich auf 1 Liter Wasser, nach dem Fressen im Laufe des Tages zu trinken geben.

- **RP.:** Ein gutes und billiges **Hustenmittel** erhalten Sie, wenn Sie eine Zwiebel grob hacken und mit Honig und Kandiszucker zu einem Brei kochen. Von diesem Brei mehrmals täglich 1 TL voll geben

Schleimende Pflanzen (Mucilaginosa)

Sie wirken reiz- und schmerzlindernd und werden bei allen akuten Schleimhautentzündungen der oberen Atemwege empfohlen. Sie werden zusammen mit Pflanzen, die die Abwehr steigern, eingesetzt.

- **Wollblume = Königskerze, Verbascum:** Bei allen Arten der Erkältung, besonders jedoch bei Erkrankungen der Atemwege werden die beruhigenden, schleimlösenden und krampfstillenden Eigenschaften geschätzt.

Die Blätter und Blüten werden kurz aufgekocht, abgeseiht und dem Trank beigemischt. Bei kleineren und jüngeren Hunden kann der Tee mit Milch und eventuell mit Honig vermischt werden.

- **Eibisch, Althea officinalis** wirkt reizlindernd und ist ein vorzügliches Hustenmittel, das auch bei Rachenkatarrh und Heiserkeit hilft.
  RP.: Hustenmittel: zu gleichen Teilen Eibischwurzel, Süßholzwurzel und Alantwurzel klein schneiden, 1 EL dieser Mischung mit einem 1/8 Liter Wasser zur Hälfte einkochen, und 3 – 4 mal über den Tag verteilt geben. Hilfreich bei anhaltendem Husten und auch bei Reizhusten.
  RP.: Ein sehr wirkungsvoller **Hustentee** ist folgende Rezeptur: je 25g Eibischblätter und Wurzeln, Majoran, Huflattich und Spitzwegerich mischen, aus 1 EL Kräuter pro Tasse einen Aufguss zubereiten, mehrmals am Tag trinken lassen.
  RP.: Versuchen Sie doch einmal gegen den schleimigen Husten den **Eibischsirup:** Große Hunde bekommen jeweils 1 EL, kleine Hunde 1 TL mehrmals am Tag:
  200g geschälte und zerkleinerte Eibischwurzeln in 1/8 Liter heißes Wasser geben, 15 Minuten kochen lassen. Dazu kommen 300g Zucker und der Schaum eines halben geschlagenen Eiweißes. Noch einige Minuten kochen lassen. Nach dem Erkalten abseihen.

- **Huflattich, Tussilago farfara** wirkt schleimlösend und antibakteriell und entfaltet seine Wirkung im Rachenraum und bei trockenem Reizhusten, bei Bronchitis und Heiserkeit. Bei langdauerndem Husten und Verschleimung der Atemwege gibt man Hunden einen Tee aus 2 Teilen Huflattichblüten und 1 Teil Thymiankraut, etwa 2 EL für ½ Liter Wasser, 15 Minuten ziehen lassen und abseihen. Neben dem Schleim ist Huflattich durch den Gehalt an Bitterstoffen auch ein gutes Tonikum.

- **Malvenblüten und -blätter** sind Bestandteile vieler Hustentees und wirken heilend auf die Schleimhäute der oberen Luftwege und des Maul- und Rachenraums. In Milch eingelegt und täglich gegeben, sind sie ein bevorzugtes Mittel bei Husten, Heiserkeit und Kehlkopfentzündung.

- **Lungenkraut, Pulmonaria officinalis** wird, wie schon der Name sagt, bei Erkrankungen der Lunge, bei Heiserkeit und Bronchitis eingesetzt. Die schwach zusammenziehend, etwas bitter schmeckende Teeabkochung des Krautes regt den Auswurf kräftig an, wirkt lösend bei zähem, festsitzendem Husten. Sie mildert den Hustenreiz. Eine Mischung mit Eibisch, Hohlzahn, Spitzwegerich und Huflattich ergibt einen vorzüglichen Brusttee.

- **Isländisch Moos, Cetraria Islandica** muss erst entbittert werden, ist dann Bestandteil vieler Hustenteemischungen und sehr wirksam bei Reizhusten und Erkrankungen der oberen Atemwege. Es hat eine reizlindernde, belebende und kräftigende Wirkung.

- **Spitzwegerich, Plantago lanceolata** wird bei akuten Krankheiten des Atemapparates verwendet und lindert Bronchitis und Asthma. Er hat eine entzündungshemmende und schleimlösende Wirkung.
  RP.: Spitzwegerichsaft: die Blätter waschen, mit einem Tuch trockner und zerkleinern. Den Saft auspressen, mit der gleichen Menge Honig ca. 20 Minuten kochen und gut verschlossen aufbewahren. Täglich ca. 3 TL geben.
  RP.: Spitzwegerichsirup: Blätter grob zerkleinern und mit braunem Zucker abwechselnd in ein Glas schichten – letzte Lage ist Zucker, andrücken und eventuell am nächsten Tag noch etwas dazu schichten. Das Glas verschließen und 8 – 10 Wochen dunkel und warm stellen; dann den Sirup abschütten, einmal aufkochen lassen und in Flaschen füllen. Nach Bedarf geben.
  RP.: Tee: 2 TL Blätter auf 1 Tasse heißes Wasser, 10 Minuten ziehen lassen.

Das Abhusten fördernde Pflanzen (Expectorantien)

Sekretomotorica bewirken einen örtlichen Reiz und erleichtern dadurch das Abhusten.

- **Anis Pimpinella anisum:** Abkochungen vom Samen wirken schleimlösend und krampfstillend.

- **Stiefmütterchen, Viola tricoloris:** der Tee wird bei Katarrhen der Luftwege mit Erfolg dann eingesetzt, wenn trockener Husten im Vordergrund steht.

- **Fenchel, Foeniculum vulgare:** die Fenchelfrüchte sind ein auswurfförderndes Hustenmittel. Den Tieren wird zerriebener Fenchelsamen verabreicht.

Inhalationen

Die **Inhalation** ist das Einatmen von Arzneimitteln in Form von Dämpfen, Gasen oder feinzerstäubten Flüssigkeiten. Dazu nimmt man schleimlösende, krampflösende und entzündungshemmende Arzneistoffe, die die oberen Atemwege erreichen sollen.

Eukalyptusöl, Latschenöl oder **Terpentinöl** haben eine antiseptische Wirkung und hemmen die Fäulnisbildung und Bronchialsekretion durch das Inhalieren.

Heublumendämpfe: bei starken Erkältungen oder chronischem Husten wirken sie auf Kopf und Brust besonders wohltuend. Man nimmt dafür 2 – 3 Handvoll Heublumen, übergießt sie mit kochendem Wasser und lässt inhalieren.

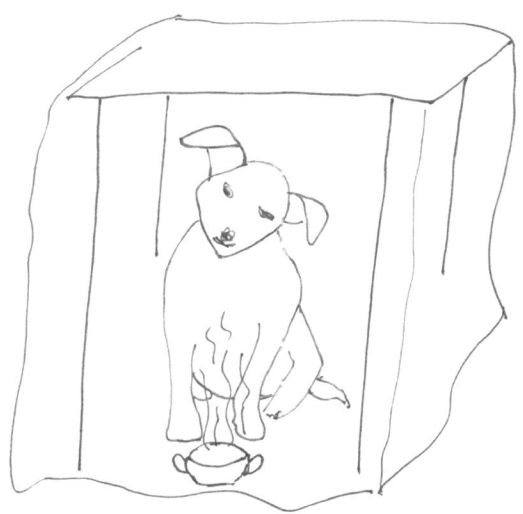

Tannen- oder Fichtennadeln verschaffen dem an Husten oder Bronchitis leidendem Hund große Erleichterung.

RP.: aromatischer Absud: 1 – 1,5 kg Tannen- und Fichtennadeln und/oder Tannen- und Fichtenzapfen in 5 Liter kaltem Wasser ansetzen und eine halbe Stunde kochen lassen. Der Absud kann für **Wickel** verwenden. Mit dem Dampf dieses Absuds lassen Sie inhalieren.

Wie wär's mit einem Wickel?

In **Sebastian Kneipp's** Wasserheilkunde spielen nasse Wickel, Auflagen, Umschläge und Kompressen eine wichtige Rolle. Sie sind eine preiswerte und wirksame Behandlungsmöglichkeit bei den verschiedensten Krankheiten. Diese Wickel sind sinnvoll, wenn es darauf ankommt, die Widerstandskräfte des Körpers durch einen Hautreiz zu stärken.

Wir unterscheiden dabei

- **kalte Wickel,** die der Abhärtung und Anregung der körpereigenen Abwehrkräfte, der Ableitung und der Schmerzlinderung dienen,

  wärmeentziehende kalte Wickel zur Fiebersenkung, die sofort nach dem Warmwerden erneuert werden,

  wärmestauende kalte Wickel, die stark ausgewrungen angelegt und nach etwa 40 Minuten abgenommen werden. Sie eignen sich besonders bei chronischen Beschwerden (z.B.Arthrose),

- **heiße Wickel,** die bei Schwellungen, verhärteten und chronischen Geschwülsten und Gelenkbeschwerden, bei Eiterungen, Koliken, Blähungen und Verkrampfungen helfen.

  Wenn Sie statt Wasser **Kräutertee** verwenden, wird die Wirkung verstärkt. Kamille, Haferstroh oder Zinnkraut helfen z.B. bei Schmerzen.

  Achten Sie darauf, dass diese feuchte Hitze nicht vorzeitig verdampft. Besser sind hier **heiße Kompressen**.

- **Trockene warme Umschläge** sind krampflösend.

Ein Wickel besteht aus
1. einem groben Leinentuch, das eigentliche Wickel-tuch, das als sogenanntes nasses Tuch angelegt wird und
2. einem trockenen Mitteltuch
3. einem Woll- oder Flanelltuch als sogenanntes Ab-schlusstuch.

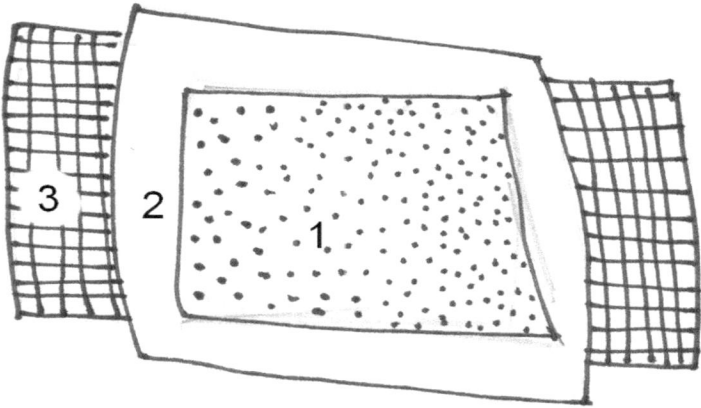

Das Wickeltuch wird in kaltes oder heißes Wasser ge-taucht, gut ausgewrungen und um das entsprechende Körperteil gewickelt. Darüber wird das Abschlusstuch entweder mit Klebepflaster, Bindenklämmerchen, Mullbinden, Klettverschluß oder Sicherheitsnadeln befestigt. Es sollte weich sein und fest darüber liegen. Achten Sie darauf, dass Ihr Hund nicht im Zug steht. Er sollte sich ja nicht auch noch erkälten!

Sie können statt eines Abschlusstuches auch einen alten Wollpullover oder T-Shirt verwenden. Dafür schneiden Sie Löcher für die Vorderbeine hinein.

Die Wickel lässt man zwischen einer halben (bei schwächlichen Hunden) und zwei Stunden (sehr kräftige Hunde) wirken; in der Regel sind es aber ca. 45 – 50 Minuten.

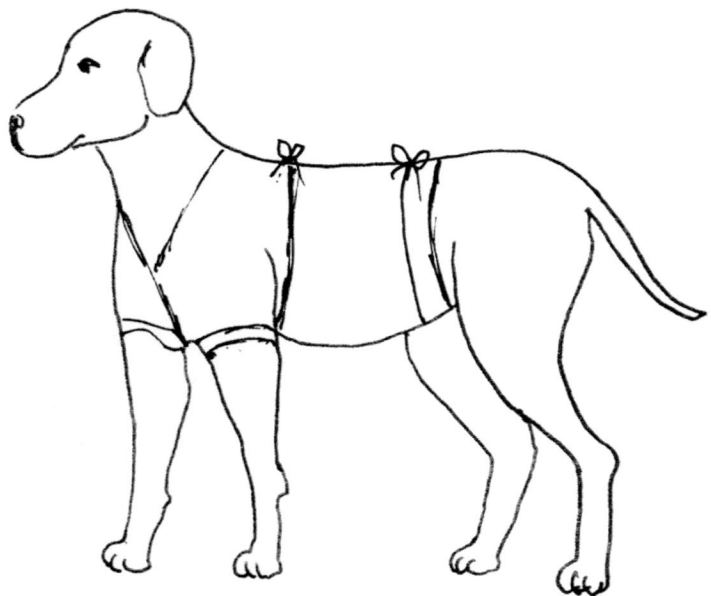

Auflagen, Aufschläger oder **Kompressen** liegen ganz auf der zu behandelnden Körperstelle auf. Sie wirken lokal und es gelten die gleichen Regeln wie bei den Wickeln.

Bei der **Dampfkompresse** wird das zusammengefaltete Leinentuch gerollt in kochendes Wasser gelegt, danach in ein trockenes Handtuch gewickelt und tüchtig ausgepresst. Wickeln Sie es dann in ein Flanelltuch und legen diese Kompresse so vorsichtig auf die kranke Stelle, dass Sie sie nicht verbrühen. Je stärker Sie sie auspressen, desto länger hält sie warm.

Eine Dampfkompresse sieht also so aus:
1. heißes Tuch, mehrfach gefaltet
2. trockenes Tuch
3. Woll- oder Flanelltuchtuch
4. trockenes Leinentuch
5. Wolltuch, bei größeren Tieren auch mehrere

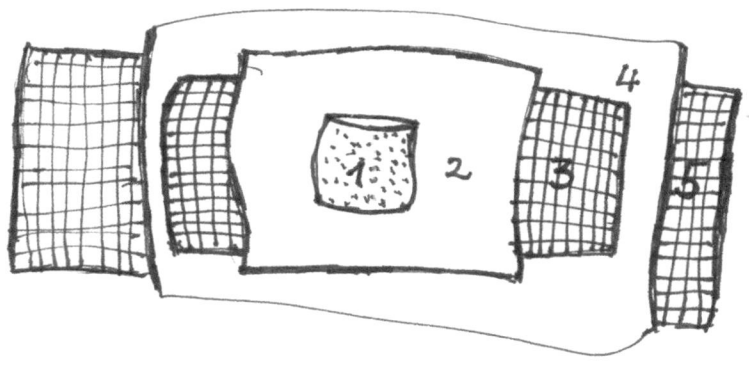

Zusätze zu kalten, warmen und heißen Wickeln und Auflagen

verstärken die Gesamtwirkung. Je nach Indikation können Sie mit Kräutern, Lehm, Salz, Tinkturen, Tee oder ätherischen Ölen usw. die örtliche Reaktion steigern und den Stoffwechsel anregen. Die Anwendung geschieht wie bereits beschrieben.

- **Bockshornklee-Packungen** sind entzündungshemmend, erweichen Geschwüre und heilen eitrige Wunden. Sie sind dort hilfreich, wo Wärme bessert.
  RP.: 2-4 Handvoll Bockshornkleepulver mit kaltem Wasser zu einem dicken Brei rühren und unter ständigem Rühren zum Kochen bringen. Diesen heißen, zähflüssigen Brei dick auf ein Tuch streichen und das Tuch falten, in ein Flanelltuch wickeln und diese Kompresse so vorsichtig auf die kranke Stelle legen, dass sie nicht verbrüht wird. Je stärker Sie die Kompresse auspressen, desto länger hält sie warm; ein trockenes Tuch und ein Wolltuch umwickeln.

- **Essig** beschleunigt die Reaktion auf einen Wickel. Man nimmt dafür 1/3 Obstessig und 2/3 Wasser.

- Ein **Absud** aus **Fichten- oder Tannenreiser** verstärken die Hautdurchblutung und helfen bei rheumatischen Erkrankungen und nervösen Erschöpfungszuständen.

RP.: ca. 0,5 kg grüne Tannen- oder Fichtenreiser oder kleingehackte junge Tannen- oder Fichtenzapfen in 5 Liter kaltem Wasser ansetzen, 24 Stunden stehen lassen, dann aufkochen und 2 Stunden köcheln lassen. Damit werden Wickel oder Bäder hergestellt. Eignet sich auch für die Verdampferschale auf der Heizung zur Luftverbesserung.

- **Haferstroh** reizt die Haut weniger als Heublumen. **RP.:** ein größeres Büschel wird eine halbe Stunde in 5 Liter Wasser gekocht. Ein Wickeltuch in der Brühe vollsaugen lassen und auflegen.

- **Heublumen** als Wickelzusatz regen den Stoffwechsel an und steigern die lokale Durchblutung; sie sind schmerzlindernd bei Rheuma und Krämpfen. **RP.:** 2 – 3 Handvoll Heublumen in 4 – 5 Liter Wasser etwa 30 Minuten kochen lassen, abseihen, ein Wickeltuch vollsaugen lassen und auflegen.

- Nicht zu unterschätzen ist der **warme Heublumensack.** Er hilft bei allen oberflächlichen Entzündungen (Furunkel, Abszesse...), bei Koliken, Magen- , Darm-, Leber- und Atemwegserkrankungen, bei Erkrankungen der Gliedmaßen und Gelenke, bei Rheuma, er ist schmerzstillend („Morphium der Naturheilkunde") und fördert die Heilung.

Achtung! Der Heusack ist keine heiße, sondern eine warme Anwendung. Ein Leinensäckchen in entsprechender Größe mit Heublumen (2 – 3 Finger hoch) füllen, gut verschließen, in einem Topf mit kochendem Wasser zugedeckt etwa 5 – 10 Minuten ziehen lassen, vorsichtig ausdrücken, und auf die schmerzende Stelle geben. Mit einem Wolltuch abdecken, damit sich die Wärme lange halten kann. Sie können das Säckchen auch fertig gefüllt in Apotheken kaufen und einige Male verwenden.

- Bei schlecht heilenden Wunden, bei Entzündungen, Eiterungen, juckenden Hautausschlägen sind **Kamillenblütenwickel** oder **-kompressen** sehr wirkungsvoll.
  RP.: 3 Handvoll Kamillenblüten mit kochendem Wasser übergießen, 20 Minuten zugedeckt ziehen lassen und abseihen.

- Ein altes Hausmittel gegen Schmerzen ist auch das **Kirschkernsäckchen.** Ein Leinensäckchen mit trockenen Kirschkernen füllen, im Backofen erhitzen, auf die schmerzende Stelle legen und mit einem Wolltuch abdecken.
  Legen Sie das **Kirschkernsäckchen** in die Kühltruhe, hilft es gegen akute Entzündungen und bei Insektenstichen.

- **Kräuter für Umschläge:** Die Anwendungsmöglichkeiten sind vielfältig. Beispiele:

RP.: bei rheumatischen Beschwerden: 15g Brennesselkraut, 15g Feldkümmelsamen, 30g Holunderblüten, 20g Leinsamen, 20g Kamillenblüten in einem verschlossenen Topf mit ½ Liter Wasser aufkochen, ½ Stunde ziehen lassen, ein Leinentuch tränken, gut ausdrücken und möglichst warm auflegen. Weiter wie bekannt.

- **RP.: Ringelblumenumschlag:** 2 Hände voll frischer Ringelblumenblätter in 1 Liter hoch-prozentigen Weingeist ansetzen, 2 Wochen in die Sonne stellen; täglich schütteln. Dann abseihen, den Rückstand in ¾ Liter gekochtes und abgekühltes Wasser 3 Stunden ansetzen, abseihen, filtern und mit dem Weingeist vermischen.
  Bei Wunden, Quetschungen, Blutergüssen, Muskelzerrungen, bösartigen eitrigen Wunden, krebsartigen Geschwüren. Die Umschläge bei geschwürigen Wunden im Wechsel mit Ringelblumensalbe anwenden.

- **Lehm-Packungen** und **Lehmwasser-Um-schläge** kühlen, binden Krankheitserreger und Ausscheidungsstoffe, helfen bei Wunden, frischen Verbrennungen, Insektenstichen, Entzündungen, juckenden Ekzemen, Abszessen und Phlegmonen.
  RP.: Luvos Heilerde Nr.2 wird mit Arnikatinktur oder einem entsprechenden Kräuterabsud zu einem dicken Brei gerührt und aufgetragen. Tragen Sie den Brei nicht direkt auf die Haut/Fell auf, sondern geben eine dünne Lage Mull darunter, das erleichtert das Entfernen des hart gewordenen

Lehms. An der Luft trocken lassen, nicht bandagieren! Die Haut wird mit warmen Wasser gereinigt und mit Johannisöl oder einer fetthaltigen Salbe eingerieben, da der Lehm stark entfettend wirkt.

- **Heiße Lehm-Packungen** (heiß machen in der Mikrowelle) helfen bei chronischen Gelenk- und Nierenerkrankungen.

- **Leinsamen-Packungen** sind entzündungswidrig, sie werden als Auflage nur für kleinere Hautstellen gebraucht zur Reifung von Furunkeln, bei Phlegmonen.
  RP.: 2 – 4 Handvoll Leinsamen unter ständigem Rühren zu einen dicken Brei kochen und auf ein Tuch streichen.

- **Meersalz** hilft bei Erkältungskrankheiten und Krankheiten der Luftwege, bei chronischem Gelenkerkrankungen. Dafür nehmen Sie pro Liter kaltes Wasser 2 – 3 EL Salz.

- Jeder Wasserwickel kann auch als **Milchwickel** durchgeführt werden. Sie haben neben der Wirkung des Wassers noch eine Reihe von besonderen Heilwirkungen:
  sie steigern die Abwehrkräfte des Körpers;
  sie bewirken eine Ausscheidung von Krankheitsstoffen durch die Haut;
  sie wirken stärker erweichend, abschwellend und antiphlogistisch als Wasserwickel.

RP.: Dafür wird rohe Magermilch wird auf 40 -50°C erwärmt, aber nicht gekocht. Durch Mischung je zur Hälfte Milch und einer Abkochung entsprechender Kräuter;

z.B. **Arnika** bei Verletzungen, Quetschungen, Rheuma...; mit **Beinwell**, mit **Kalmus** usw. wird die Wirkung verstärkt.

• **Ölumschläge** fördern die Durchblutung und sind hilfreich bei Rheuma und chronischen Gelenkentzündungen.
Einige EL Lein-, Raps- oder Olivenöl in einem flachen Schälchen erhitzen, eine Lage Watte eintauchen und gut auspressen, damit sie nicht mehr tropft. Legen Sie die Watte auf die entsprechende Stelle, binden ein Leinen- oder Baumwolltuch darüber und lassen es 24 Stunden liegen. Das Öl darf nicht zu heiß sein!

• **Quarkwickel** kühlen und wirken entzündungshemmend, sind hilfreich bei frischen Sehnenschäden und erfrischend nach Anstrengungen. Quark mit Milch verdünnen, er lässt sich dann besser aufzutragen, auf ein Tuch streichen, eine dünne Lage Mull darüberlegen (damit nach dem Trocknen nichts kleben bleibt) und, wie bereits beschrieben, den Wickel anlegen. Er bleibt auf der Haut, bis die Quarkschicht getrocknet ist.

- **Zwiebelwickel** helfen bei Ohrenentzündungen. **RP.**: Zwiebel schälen und hacken, kurz erwärmen, auf ein Tuch legen und leicht den Saft auspressen. Als Päckchen auf das Ohr legen, abdecken und befestigen.

- **Retterspitz Wickel** unterstützt die Regeneration nach intensiver Anstrengung und bei Verletzungen; sorgt für Kühlung, Entlastung und schnelle Regeneration von Sehnen, Bändern, Muskeln und Gelenken; ist hautpflegend und beseitigt Schwellungen und ist fiebersenkend. Retterspitz hat auch entsprechende Bandagen, mit dem Wickel gemacht werden können, leider nur für große Hunde und Pferde.

Literaturliste
Hirsch,S. Grünberger,F.: Die Kräuter in meinem Garten, Weltbild-Verlag

Weidinger,H.J.:Heilkräuter-anbauen-sammeln-nützen-schützen 1 + 2, Überreuter

Müller,F.,: Das große Kräuterbuch, neu bearbeitet von Koch,C., Ebnersche Verlagsbuchhandlung

Müller,B.: Die Familienärztin, Süddeutsches Verlags-Institut

Pahlow,M.: Das große Buch der Heilpflanzen, Gräfe und Unzer